Bärbel Mohr

# Sex wie auf Wolke 7

Bärbel Mohr

# *Sex wie auf Wolke 7*

Eine Gebrauchsanweisung

Lektorat: Delia Rösel
Umschlag: HildenDesign, München
Gesamtherstellung: Karin Schnellbach
Druck: CPI Moravia Books
ISBN 978-3-86728-007-5

## Inhalt

# Vorwort

Liebe Leserinnen und Leser,
es gibt in diesem Buch zwei getrennte Einleitungen: Eine für die Männer und eine für die Frauen. Warum?

Wir (mein Mann und ich) haben mit »Wolke-7-Sex« und Berichten von unseren ersten eher tollpatschigen Erfahrungen und Experimenten damit eine kleine Welle im Bekannten- und Freundeskreis ausgelöst. Nach einigen Monaten haben sich sogar Gesprächskreise und Erfahrungsaustauschrunden ergeben.
Dabei entstand die Idee ein Buch daraus zu machen. Die befragten Männer und Frauen haben sich eigene Einleitungen gewünscht und uns auch jeweils gesagt, was ungefähr drinstehen soll. Sie haben sich gewünscht, dass es mir gelingt, mit diesem Buch möglichst viele andere Menschen anzusprechen und zu erreichen, und zwar Männer und Frauen. Denn auch das fanden alle interviewten Paare ganz wichtig: Beide Partner müssen es lesen und experimentieren wollen, sonst wird nichts daraus.

Eines schönen Abends hatten die Männer eine verrückte Idee. Sie überlegten, wie es wäre, wenn sie eines Tages ein Käppi herausgeben würden mit dem Aufdruck: »Ich mag Wolke-7-Sex«. Sie schwelgten begeistert in der Vorstellung, welchen Andrang an interessierten Frauen sie dann erleben würden …

Wo beim Wolke-7-Sex der Vorteil für die Männer liegt, das verrät die Einleitung für Männer, in der es um den Nutzen für die Männer geht. Und was die Frauen erwarten dürfen, was anders ist als bisher, das steht in ihrer Einleitung.

Und nach den beiden Einleitungen werden wir schon bald konkret einsteigen in die Fragen »Was, Wieso und Wie«!

Viel Spaß beim Lesen und Experimentieren mit Wolke-7-Sex

Bärbel und Manfred Mohr

## Was habe ich davon? – Die Einleitung für Männer

Du denkst vielleicht jetzt: »Ich weiß zwar noch nicht, worum es geht, aber das Ganze klingt schon mal höchst suspekt. Lohnt es sich wirklich für mich, hier weiterzulesen?«

Hier die Antworten der befragten Männer, die es bereits ausüben und die dir ihre Erfahrungen weitergeben möchten:

- »Meine Frau ist einfach glücklicher seitdem!«
- »Sobald wir damit angefangen hatten, hörte meine Frau auf zu jammern, zu quengeln und zu zanken. Stattdessen ist sie jetzt freundlich, gut gelaunt und friedfertig. Schade, dass ich das nicht schon vor Jahren gewusst habe. Was hätte ich mir alles an Stress in der Partnerschaft sparen können.«
- »Meine Frau bewundert mich wieder. Auf einmal bin ich wieder ihr Held und bekomme viel mehr Beachtung von ihr.«

- »Wolke-7-Sex enthält für mich das Geheimrezept, wie man als Mann aus einer Furie von Partnerin einen sanften Engel macht.«

- »Mir war am Anfang lange Zeit ein bisschen langweilig und ich habe es ihr zuliebe gemacht. Zuerst war ich nur fasziniert, wie es unsere Beziehung zum Positiven verändert hat. Sogar Freunden ist es aufgefallen, dass wir viel harmonischer zusammen wirken als bisher. Aber dann schwappte Stück für Stück die Energie beim neuen Sexstil auch zu mir rüber. Irgendwie spürte ich immer mehr von dem, was in ihr vorging, und das ist nicht immer, aber immer öfter auch eine Offenbarung an Gefühlstiefe für mich.«

- »Beim normalen Sex ist die Energie wie bei einem Staudamm, der plötzlich bricht – nur dass irgendwie nichts von der Energie bei meiner Partnerin ankommt. Mit Wolke-7-Sex kommt die Energie plötzlich bei ihr an. Das ist, als würde sie dadurch wie eine wunderschöne Blume aufblühen. Mich macht es glücklich zu sehen, wie es sie glücklich macht.«

- »Ich stelle mir vor, ich wäre irgendwo als einzelner Mann alleine unter 30 Frauen und ich als einziger wüsste ›es‹. Angenommen ich mache eine Frau glücklich, dann erzählt die das doch in Sekundenschnelle allen anderen 29 weiter. Und plötzlich stehen alle Schlange bei mir. Irre Sache!«

- »Seit meine Frau, dank dieser Art Sex zu haben, glücklicher ist, lässt sie mich mehr von der Leine. Ich bin viel freier und kann sein, wer und wie ich bin. Mir kommt es so vor, als wäre ihr früheres Nörgeln auf einen Energiemangel zurückzuführen gewesen. Sie hat auf negative Weise versucht, die Energie von mir zu bekommen, die sie jetzt auf positive Weise bekommt. Das ist für uns beide viel angenehmer.«

- Ein Heilpraktiker: »Bei dieser Art Sex fließt eine Energie, die heilend und verjüngend zugleich wirkt. Ein Mann, der seine Frau auf diese Weise liebt, hat länger eine jung aussehende und attraktive Frau. Wenn sie verhärmt und vertrocknet aussieht, dann macht er was falsch. Was nicht sein Fehler ist. Es fehlt an Wissen in unserer Gesellschaft. Mit Wolke-7-Sex kommen ganz alte Weisheitslehren der Sexualität wieder zum Greifen.«

- »Wolke-7-Sex hat bei mir die Festplatte total neu formatiert. Das ist, als hätte ich jetzt ein neues Betriebssystem, das mich zum Helden und meine Freundin erfüllter und zufriedener macht.
  Indem wir alles bleiben lassen außer wahrnehmen und fühlen, kommt eine Energie dazu, von der wir vorher nicht wussten, dass sie überhaupt existiert.«

## Sex oder Schokolade? – Die Einleitung für Frauen

Eine Umfrage des Gewis-Institutes hat es 2006 ans Tageslicht gebracht: 1091 Frauen zwischen 20 und 45 Jahren wurden befragt, auf was sie am wenigsten einen ganzen Monat lang verzichten könnten.
35 Prozent der Frauen wählten TV-Romanzen auf Platz 1 der Unverzichtbarkeit!
Schokolade gewann mit 23 Prozent die Silbermedaille und heiße Schaumbäder lagen auf Platz 3. Sex erschien nur ganzen sechs Prozent der Frauen als unverzichtbar.

Kann das wirklich die naturgegebene Rangordnung unserer Bedürfnisse sein?

Welches Gefühl wählen Frauen, wenn sie TV-Romanzen, Schokolade und Schaumbäder auf die ersten drei Plätze wählen? Sind das nicht womöglich Liebe, Süße, positives Berührtsein, Wärme und Zartheit (Schaum).
Kann es nicht sein, dass unserem Sex heute diese Eigenschaften zu sehr fehlen? Und was würde passieren, wenn Sex alle diese Eigen-

schaften auf einmal wieder hätte: Liebe, Süße, positives Berührtsein, Wärme und Zartheit? Das wäre doch quasi wie eine TV-Romanze im Badezimmer aus dem Schaumbad heraus zu gucken und dabei Schokolade zu essen.

Wie viele Frauen würden dann den Sex sofort auf Platz 1 der Unverzichtbarkeit wählen?!!

Als diese Umfrage vor ein paar Wochen veröffentlicht wurde, war das Hohngelächter natürlich laut: »Der Mann will Sex und die Frau will Schnulzen.« »Gehören Frauen und Männer überhaupt zusammen?« »Müssen Männer alle Hoffnung fahren lassen?« »Sind wir ein asexuelles Volk?« und ähnliche Fragen wurden da gestellt.
Mit anderen Worten, fast niemandem fiel auf, dass ganz offensichtlich dem Sex etwas fehlt, das die Frauen stattdessen in den Schnulzen suchen, dafür wurde sich lustig gemacht über die »schmalzigen Schnulzen«. Der Zynismus steht dabei so massiv an erster Stelle, dass keine Zeit zum Luftholen und Nachdenken mehr übrig bleibt, was uns das wirklich sagen will: Nämlich, dass es dem Sex an Liebe fehlt.

Mit diesem Buch wollen wir dem Sex die Liebe wieder zurückgeben – auf einfache Weise, für jeden geeignet, selbst für Impotente und für Frauen, die sich für frigide halten. Vielleicht haben sie in Wahrheit nur eine deutlichere Sperre als andere gegen eine Sexualität, der es am Wichtigsten fehlt.

**Nachtrag 2. Auflage:**
Ich wollte gerne wissen wie sich diese Statistik bei meinen Leserinnen verhält und habe Umfragen während meiner Vorträge durchgeführt.
300 befragte Damen in Deutschland brachten folgendes Ergebnis:

Platz 1 mit 62% Familie. Platz 2 mit 56% Freunde treffen. Platz 3 mit 51% Spazieren gehen. Platz 4 mit 38% Sex (Vergleichswert Gewis 6%, Männer haltet euch an die Esoterikerinnen!)

Für TV-Schnulzen interessierten sich nur 4% der Befragten, für Schokolade 12% und für Schaumbäder 24%.

Wobei man natürlich sagen, dass ich überwiegend spirituell interessiertes Publikum habe. Handys, Computer, Email, Alkohol und Fernsehen sind Dinge die unter meinen Teilnehmerinnen nur wenig vermisst würden.

In der Schweiz gaben übrigens 25 von 53 Damen an, nicht einen ganzen Monat lang auf Sex verzichten zu wollen, also sogar 50%. Ich hoffe, ich löse damit keinen Sextourismus in die Schweiz aus !

Wir haben auch die Männer befragt und bei ihnen waren es 70%, die keine vier Wochen ohne Sex hätten leben wollen.

# 1

# *Wo sind die harmonischen Gefühle geblieben?*

Es ist in Deutschland gang und gäbe, Harmonie und gerührt sein verdächtig zu finden. Keine Ahnung warum. Es liegt sicherlich zum Teil an der Geschichte und der nachkriegsbedingten Gefühlsabschottungen. Aber die Ursache ist letztlich egal. Wir pflegen alle ein bisschen unsere Coolness. Dass wir sie langsam satt haben, kann man daran ablesen, dass fast die gesamte Nation von der alten privaten Korrespondenz-Unterschrift »Viele Grüße« übergewechselt ist zu »Liebe Grüße«. Das wäre noch vor 20 Jahren gar nicht gut gekommen, zu gefühlsduselig. Aber nun wandern wir ja gerade in ein neues Gefühlszeitalter über. Wer weiß, was da noch alles möglich wird.

Doch die »Coolness« überträgt sich auch auf

die Sexualität. Zu viel harmonische Gefühle beim Sex sind schmalzig und kitschig und sind somit zu vermeiden. Kein Wunder, wenn zum Ausgleich die TV-Romanzen so beliebt sind.

## Unsere jahrhundertealte Prägung

Zum Teil ist die Qualität unseres sexuellen Austausches sicherlich auch den Bemühungen der Kirche »zu verdanken«.
Wobei ich vor kurzem die Gelegenheit hatte, mit einem katholischen Priester darüber zu sprechen. Er meinte, dass manches Alte von früher noch in den Köpfen abgespeichert sei, was nach seinem Eindruck der heutige Papst auch schon anders sehe.
Früher einmal galt Sex als nur zur Zeugung erlaubt. Dieser Priester jedoch sah in seiner Gemeinde, dass ein Radikalverbot von Sex (außer an den fruchtbaren Tagen) zu Frustrationen und letztlich oft auch zu Aggressionen führen oder heimliche Seitensprünge fördern würde. Er erklärte mir, er persönlich sei überzeugt davon, dass einfühlsamer Sex, der die Liebe in der Ehe fördere, nichts sei, was den Ideen der

heutigen Kirche noch entgegenstünde. Dieser Sex könnte beispielsweise auch an den »unfruchtbaren« Tagen praktiziert werden, also jenen Tagen, an denen man der alten Regel nach keinen Sex hätte haben dürfen.
Ich kann es nicht beurteilen und werde vermutlich nicht die Gelegenheit haben, den Papst persönlich zu fragen. Aber schön wäre es ja, wenn es so wäre.

Aber kommen wir zurück zu den alten Ideen und Energien, die teilweise noch immer in unsere heutige Zeit hineinwirken:
Bei dem geradezu genialen Musikexperten[1] Duncan Lorien habe ich erfahren, dass etwa vom Jahr 400 bis 800, also ganze 400 Jahre lang, die Kirche die gesamte Musik nur für sich beansprucht hatte. Wer immer es wagte in diesen 400 Jahren jemand anderem ein Geburtstagsständchen zu singen oder Kindern ein Gutenachtlied oder wer einfach aus guter Laune heraus versehentlich summte, wurde entweder eingesperrt oder gleich geköpft.
Das Einzige, was erlaubt war, war, Gebete auf

[1] www.dlorien.com und www.musik-verstehen.de

einem bestimmten Ton (der Dominante genannt wurde und auch heute noch so heißt) zu singen. Das waren die gregorianischen Gesänge. Da war nicht viel los mit Melodie. Aber Melodien galten eben 400 Jahre lang als teuflisch. Lediglich das -men von A-men wurde dann auf dem untersten Ton der Tonart gesungen.
Hoch interessant: Duncan spielte uns einige Musikstücke vor und ließ jeweils den letzten Ton weg. Erst rutschten wir unruhig auf unseren Stühlen herum, dann fingen einige an zu lachen. Wir hatten innerlich keine Ruhe, bis er nicht auch den letzten Ton spielte. »Woher wisst ihr, dass der Ton da noch hin muss? In Thailand würde keiner unruhig werden. Dort wäre das ein ganz normales Ende eines Musikstücks. Ich verrate es euch. Euer Ohr ist noch immer darauf fixiert, dass jedes Musikstück, egal ob Klassik oder Pop oder Rock mit A-men aufhört. Und wenn ich den tiefsten Ton der Tonart für das -men am Schluss des Stückes nicht spiele, werdet ihr unruhig.«
Es ist also eine jahrhundertealte gesellschaftliche Prägung. Wir haben noch immer das Gefühl, dass etwas fehlt, wenn ein Stück nicht mit dem tiefsten Ton einer Tonart aufhört.

Und im Bett haben wir noch das Zölibat der Kirche im Gefühl und die gesammelten sexuellen Restriktionen.

Jetzt liegt eine Falle darin auch für »Aufgeklärte«. Die Kirche hatte nur die Missionarsstellung erlaubt, jede andere Körperstellung war verboten. Wir meinen daher ganz automatisch, wenn wir möglichst ungewohnte Dinge beim Sex tun, z. B. Kamasutra (»ausgefallene« Körperstellungen) praktizieren, dann sei das ein Zeichen, dass wir über die allgemeine Verklemmtheit und das kirchliche Verbot hinweg sind.
Dabei geht es darum gar nicht. Die Stellung ist total egal. Du kannst kopfüber von der Kirchturmuhr hängend Sex haben. Wenn du dabei ganz im Gefühl, in der Feinwahrnehmung und in der Liebe bist und dich durch den Sex wieder an die universelle Urkraft anbindest, *dann* hast du die alten sexuellen Restriktionen hinter dir gelassen und den alten Kirchenvätern ein Schnippchen geschlagen. Denn das genau wollten sie verhindern.
Ein Mensch, der durch Sex und Musik regelmäßig Anschluss an spirituelle Energien hat,

der lässt sich nicht erzählen, dass Gott nur mit dem Herrn Pfarrer in der Kirche spricht und nicht mit den einzelnen Gemeindemitgliedern. Also war alles verboten, was die Menschen stark hätte energetisieren können. Wann immer du diese Kraft wieder in dir spürst, hast du dich offensichtlich von alten Manipulationen befreit.
Bist du jedoch, an der Kirchturmuhr hängend oder in welcher Stellung auch immer, nur mit der Jagd nach dem nächsten Orgasmus beschäftigt, so bist du noch voll drin im Alten und es hilft gar nichts, dass du ins Guinness Buch der Rekorde kommst für besonders exotische Stellungen beim Sex! Die Stellung und die Technik haben nichts damit zu tun. Wir suchen mal wieder in der völlig falschen Richtung.

Sex in der ursprünglichen Fassung sollte Energien von Verbundenheit mit der Urkraft in uns freisetzen. Die Energie kommt nicht von der Stellung, sondern aus deinem inneren Aufmerksamkeitsfokus. Die Energie kommt aus einer Art Zen-Haltung beim Sex: Erwartungslosigkeit kombiniert mit der Beobachtung eigener innerer Vorgänge und der Rückverbindung mit der universellen Kraft in uns!

Weil Zen das ist, was uns im Sex derzeit am meisten fehlt, fehlt ihm oft auch das wirkliche Feingefühl und das ganz präsente, achtsame Erleben des Augenblicks. Damit fehlt es auf Dauer auch an Energie.

Romantik von Wolke 7 stellt man sich aber natürlich anders vor. Da sollte es nur so brummen vor Energie, freudigem Prickeln, Feingefühl, spürbarer Liebe etc. Wenn man wieder mit einer Zen-Haltung an den Sex herangeht, erhält er all das wieder. Und weil das ein Gefühl ist, als würde man auf Wolke 7 schweben, habe ich diese Art von Sex »Wolke-7-Sex« genannt.

## Leistungsstress beim Sex

Vermutlich auch deshalb, weil wir uns vom alten Stress beim Sex durch die kirchlichen Verbote möglichst weit distanzieren wollten, haben wir uns neuen Stress geschaffen: Nachdem wir uns von den »Sex ist Pfui« – Ideen befreit hatten, mussten wir plötzlich möglichst viel in

der entgegengesetzten Richtung leisten, um zu beweisen, wie frei wir sind.
Das ist normal. Wenn man jahrelang kein Eis essen durfte und plötzlich gibt es Eis unbeschränkt, schlägt man sich erst mal den Bauch mit allen Sorten auf einmal voll, bis einem schlecht ist. Und erst danach achtet man wieder mit etwas mehr Bewusstheit darauf, welche Sorte einem denn überhaupt wirklich schmeckt und isst zum guten Schluss diese mit Genuss und Achtsamkeit.
An diesen Punkt kommen wir auch beim Sex so langsam. Das ist zumindest mein Gefühl.

### *Mein eigener Leistungsstress*

Ich erinnere mich noch an das Gerücht in der Esoszene, dass nur wer Multiorgasmen hat noch angesagt ist. Der Rest habe eindeutig versagt. Ganz klar, ich war eine Versagerin, zwei ist mein Maximum. Ist das nicht krank? Manche Menschen haben nie oder fast nie einen Orgasmus und ich fühlte mich in jungen Jahren mit maximal zwei pro Nacht minderwertig.
Am allerblödesten: Ich hatte nicht zwei aus Freude an mehreren Orgasmen, sondern jagte ihnen hinterher, um nicht als frigide zu gel-

ten. Einer, wenn er sich denn von alleine ergibt, wäre mir weit lieber gewesen. Oder noch genauer: Ich wollte mich am liebsten um die Frage »Orgasmus ja oder nein« gar nicht kümmern und mich mehr aufs Fühlen und Genießen konzentrieren. Aber das konnte ich ja nicht tun, denn sonst hagelte es Vorwürfe. »Was ist heute los? Wieso nur einer? War ich nicht gut? Willst du dich trennen?«

Jetzt bin ich blöd genug gewesen, alles Mögliche auszuprobieren, um die Quote zu erhöhen. Ich kann daher mitreden: Wer auf Multiorgasmen trainiert, trainiert auf Stress und Energieverlust. Wenn sie sich von alleine einstellen, weil das Energieniveau so hoch ist, ist das a) etwas anderes und b) mal wieder total egal. Die Anzahl der Orgasmen sagt über die Qualität der Sexualität so viel aus wie die Stellung: nämlich gar nichts.

### *Ein Ausweg aus der Leistungsfalle*

Eine halbe Stunde am Stück vor Erleichterung habe ich damals gelacht, als mir die Frau meines Automechanikers in redseliger Stimmung aus ihrer frühen Jugend erzählte. Damals, so berichtete sie, habe sie den Druck ihrer rasch

wechselnden Lover nicht mehr ausgehalten. Ständig die Frage: »Hej, kannste kommen? Wieso kommste denn immer noch nicht? Ich bin doch gut, oder? Das sagen alle.«
Einfach nur damit die Jungs die Schnauze halten, habe sie gut einstudierte Orgasmusszenen mit in ihr Sexleben eingebaut, berichtete sie mir. Das kam am Anfang gut. Die Herren waren hoch erfreut und fühlten sich total geschmeichelt, dass da eine »Braut« so auf sie reagierte. Mann, mussten sie toll sein. Die totale Bestätigung.
Sie meinte, die wären wahrhaftig allesamt um Längen besser geworden einfach nur dadurch, dass sie möglichst viele Orgasmen vorgetäuscht habe.
Dann hätte sie allerdings einmal einen gehabt, der habe sie verlassen mit der Begründung, dass er keine acht bis zehn Orgasmen ihrerseits pro Nacht verkraften würde. Er hätte das Gefühl, da nicht mithalten zu können, und würde sich jede Woche impotenter fühlen …

Das war der Punkt, an dem sie den ganzen Kram hingeschmissen, ein Buch über Karezza (sanfte Liebespraktiken mit dem Ziel, mehr

Liebe in die Liebe zu bringen) gelesen und jenen Automechaniker geheiratet hat.

### *Tantra war es nicht*

Unter anderem dieses Gespräch und die Lektüre eines sehr positiven Zeitungsartikels über Tantra ließen mich damals denken, dass ich vielleicht etwas Sinnvolles bei so einem Tantraworkshop lernen könnte. Also ging ich hin.
Nach der ersten Stunde ging ich heim und lag die ganze Nacht wach mit dem Gedanken: »Mann – oder eigentlich Frau, was bin ich verklemmt.« Ich hatte es kein Stück genossen.
Nach der zweiten Stunde kamen mir auf einmal andere Gedanken: Mir fiel auf, dass ich mir von keinem der anwesenden Herren in freier Wildbahn je freiwillig auch nur den Schnürsenkel zubinden lassen würde. Und nun sollte ich mit ihnen diverse Massagen austauschen und musste auch noch dafür bezahlen, dass die mich antatschten. Noch dazu war ich damals jung und die meisten dieser Herren, aus meiner Perspektive, steinalt.

Also verließ ich den Kurs wieder.

Vor kurzem erzählte mir ein Kollege, er habe in einem Seminarhaus ein Persönlichkeits-Entwicklungs-Seminar gegeben. Dabei hatte er den Eindruck, dass die Teilnehmer des parallel laufenden Tantrakurses immer so unfröhlich aus der Wäsche schauten. »Ich wusste gar nicht, dass Sex so eine ernste Sache ist«, sagte er zu seinen Teilnehmern und ließ vom Hauspersonal das Tischschild seiner Gruppe umschreiben. Dieses dient dort der Orientierung der Gruppen, damit man weiß, welche Tische für welche Gruppen gedacht sind.
Ab dem nächsten Essen prangten auf seinen Tischen dicke, unübersehbare Schilder mit den aussagekräftigen Worten: »Kamasutra extrem Workshop«. Man muss dazu sagen, dass bei seinen Kursen immer sehr viel gelacht wird. Das setzt sich auch bei den Mahlzeiten fort.
»Die haben glatt vergessen, ernst zu gucken«, erzählte er mir später lachend. »Die haben nur noch entsetzt und verschreckt ausgesehen. Die konnten sich überhaupt nicht vorstellen, was da bei uns so lustig ist beim Kamasutra extrem … Wo Sex doch so eine ernste Sache ist.«
Ich hab mich wirklich schlapp gelacht bei der Vorstellung. Er fragte mich dann ganz im Ver-

trauen, ob ich wüsste, was in aller Welt die da machen, dass sie so ernst schauen. Ich wusste es nicht. Aber vielleicht ist das ein gutes Kriterium für die Auswahl eines guten Tantrakurses: Wenn ein inneres Lächeln auf den Gesichtern aller Teilnehmer zu erkennen ist, dann muss es gut sein. Wenn die Mienen ernst und versteinert sind, dann erscheint mir das verdächtig.
Dieses Büchlein habe ich in einem Seminarhotel geschrieben und da hatte der Tantrakurs beim Mittagessen allerbeste Laune und die Teilnehmer schwebten gutgelaunt durchs Haus. Der muss gut gewesen sein.

### *Sex ist eine starke Energie*

Im Laufe der Jahre habe ich jedenfalls trotz allem einiges über Tantra und Tao Yoga und Co gelesen. Ich habe versucht, spirituellen Sex zu haben mit Umlenken der Sexenergie, mit hundertfachem Orgasmus mit Salto Mortale oder ganz ohne Orgasmus und was nicht alles.
Was ich herausgefunden habe ist, dass die sexuelle Energie eine nicht zu unterschätzende, starke Energieform ist. Und: Dass sie krank machen oder heilen kann!

Das ist das Problem: Eine starke Energie ist eine starke Energie und wenn wir nicht damit umgehen können, dann saust sie stark in die falsche Richtung und macht uns krank, unfroh oder aggressiv. Wenn wir weise mit ihr umgehen können, dann hingegen kann sie starke Heilkräfte und Glücksgefühle auslösen.

# 2

# *Wolke-7-Sex praktisch*

## Wie finde ich »es« wieder?

Nach einigen Jahren des Zusammenseins hatten sich auch bei uns, Manfred und mir, die Gewohnheit und eine gewisse Abnutzung eingeschlichen.

Eines Tages erinnerte ich mich an all die progressiven Schriften, die ich in meiner Jugend einmal ausgiebig studiert habe: Von Barry Long über Karezza-Schriften aus den 50er Jahren bis hin zum Zen des Bogenschießens. Bei letzterem geht es darum, nicht mehr selbst den Bogen zu schießen, sondern »es«, die Energie der Urkraft in uns, schießen zu lassen. Übertragen auf die Sexualität heißt das (das steht nicht im Buch, das meine ich nur zusammenfassend zu all den Büchern), dass wir auch hier

wieder lernen können, dieses »es« durch uns hindurch wirken zu lassen.
Ich dachte daran, wie wir vor Jahren nach der Anleitung von Michael Aivanhov, einem bulgarischen spirituellen Lehrer, gute Geister beim Sex eingeladen hatten.
Auch das war eine tolle Erfahrung, die wir im Alltag wieder total vergessen haben. Mehr davon noch weiter hinten im Buch.
Auch Neale Donald Walsch mit seiner Empfehlung (ich glaube, sie war von ihm) fiel mir an diesem Tag wieder ein: Man solle vor dem Sex »die Pistole entladen«, indem man sich manuell selbst befriedigt und erst dann Sex zu zweit hat. Denn nur dann hat man den inneren Raum, ganz ins Spüren und Wahrnehmen der Zweisamkeit zu gehen.

All dies erzählte ich nun alles auf einmal meinem Mann. Er hörte es sich mit eher ungnädiger Miene an und meckerte, dass ich nicht um den Brei reden, sondern lieber konkret sagen solle, was ich wolle.

## Die Nullrunde

Hhhm, ja, was wollte ich denn eigentlich? Es hatte sich im Lauf der Jahre eine gewisse Eintönigkeit eingeschlichen, mit der ich mich so nicht auf Dauer zufrieden geben wollte. Ich kam zum Ergebnis, dass eine Radikalkur vermutlich das Beste sein würde, nämlich ganz und komplett wieder bei null anzufangen. Sprich, bei null Bewegung im sexuellen Verkehr und beim Reinspüren, so lange bis die Feinheit der Wahrnehmung wieder erwacht. Oder bis die eigene Weisheit der Sexualorgane wieder übernehmen kann, weil sie wieder wach wird. Es kam mir darauf an, wieder auf unsere Empfindungen im Allerkleinsten zu achten.
Später, wenn wir die Feinwahrnehmung trainiert haben würden, wäre dann alles wieder erlaubt. Aber auf einer anderen Ebene. Am Beispiel eines Mathekurses erklärt: Das ist so, als würden wir mit komplizierten Funktionen und Ableitungen herumrechnen, aber noch nicht einmal das kleine Einmaleins beherrschen. Und mir schien, als wäre uns das kleine Einmaleins abhanden gekommen.

### *Was, kein Vorspiel?*

Aber werden wir ruhig ganz konkret, wie es anzufangen ist, dass man wieder bei null loslegt: Es bedeutet beispielsweise *keine* Zungenküsse. Wie gesagt, das gilt alles nur, wenn man sein Energieniveau beim Sex überarbeiten und erneuern und damit das kleine Einmaleins der Sexualität lernen will.

Wenn man sich in der sexuellen Sackgasse befindet, dann sind Zungenküsse eine Art Ersatzsex. Statt dass der Penis in die Vagina eindringt, dringt die Zunge ein und turnt dort herum, um durch damit verbundene Phantasien den Penis dazu zu bringen, ordentlich zu erigieren, was er ansonsten nicht mehr so leicht schaffen würde, weil man beispielsweise schon zehn Jahre zusammen und das erste Feuer der Leidenschaft schon länger erloschen ist.

Kein Vorspiel ist das Nächste, was sich konsequenterweise aus der radikalen Nullrunde ergibt. Ich habe das einem guten Freund erzählt und er war gleich ganz entsetzt, was ich wiederum richtig lustig fand. Da meint man immer, die Frauen bestünden auf dem Vorspiel, aber nein, hier war ein Mann, der entsetzt war:

Es müsse ja wenigstens genug Zeit sein, um irgendwie eine Erektion herzubringen, meinte er.
Dabei wurde mir klar, dass die meisten Männer eine Erektion bekommen, indem sie sich durch ihre Phantasien und Gedanken anturnen. Es ist zwar schön zu sehen, zu was der Geist so alles im Stande ist. Man denkt nur an einen knackigen weiblichen Po und schon schwillt der Penis an. Da sage noch einer, der Geist hätte keine Kraft.
Aber Erektionen durch Phantasien führen schon wieder weg von der Nullrunde, weil man künstlich etwas dazufügt, wenn man sich willentlich anturnt. Man muss das Denken und Phantasieren soweit möglich ganz aus dem Spiel lassen.

## Das Wolke-7-Sex-Vorspiel

Vorab sei gesagt, dass diese Art von Vorspielen natürlich nicht die handelsüblichen Vorspiele mit Liebkosungen aller Art ersetzen soll. Sie soll auch nicht besser sein. Sie ist lediglich für die Tage gedacht, an denen man sich ganz auf

das Zen im Sex und aufs Fühlen, Wahrnehmen und auf allerfeinste Energieflüsse konzentrieren möchte.
Nichts in diesem Buch soll irgendetwas anderes verbieten. Es soll dem anderen, »normalen«, lediglich eine Dimension dazugeben. Wann du was wie oft anwendest bleibt allein dir und deinem Partner/deiner Partnerin überlassen.

Da es bei Wolke-7-Sex um Feinwahrnehmung und Gefühlsbeobachtung und um Rückverbindung mit der universellen Kraft in uns geht, ist als »Vorspiel« alles geeignet, was uns für diese Art der Wahrnehmung öffnet.
Also beispielsweise gemeinsam Energieübungen machen wie einfache Chi-Gong-Übungen von Shi Xinggui mit der passenden Musik von Sayama (www.sayama.de). Die drei Hauptübungen stärken die Nieren- und Sexual-Energie, öffnen das Herz für die Liebe und den Geist für die feinstofflichen Ebenen. (Shi Xinggui »Shaolin Chi Gong« )

Ich mache auch gerne die Übung der langsamen Hände aus dem Hsin Tao (www.hsintao.com), weil ich meine Hände und Arme dabei

ganz langsam und zum Teil auch wenig bewege und weil sich das für mich besonders eignet, um Beobachtungen in meinem Inneren bei feinsten Bewegungsunterschieden anzustellen. Von da rüberzufließen in eine Feinwahrnehmung beim Wolke-7-Sex ist ganz einfach. Ich bin dann schon in der richtigen Energie und Feinwahrnehmung.
Manfred meditiert lieber, während ich Hsin Tao oder Duft Chi Gong mache. Für ihn ist das geeigneter, um sich innerlich mit seiner Herzenergie und der universellen Kraft zu verbinden.

Es gibt kein falsch oder richtig. Es gibt nur Ideen und Möglichkeiten, wie du schneller, leichter und intensiver ins Fühlen und Wahrnehmen kommen kannst.

**Bonding oder Herz-an-Herz-fühlen:**
Schon seit einigen Jahren nehmen neue Begriffe und neue Wege in den Begegnungen und in Liebesbeziehungen zu. Wir sind bei weitem nicht die Ersten, die mit dem Alten nicht mehr dauerhaft zufrieden sind.
Bonding heißt kurz gesagt, man liegt eine hal-

be Stunde eng umschlungen zusammen und keiner rührt sich vom Fleck. Das kann langweilig sein oder stark belebend und energetisierend. Je nachdem, was man mit seiner Wahrnehmung und seiner inneren Aufmerksamkeit tut, während man »bondet«.
Auch das eignet sich natürlich hervorragend als Wolke-7-Sex-Vorspiel.
Wobei es wichtig sein kann, sich alle drei Minuten gegenseitig zu erzählen, was man fühlt, damit keiner einschläft oder gedanklich abdriftet.

**Oder die Untervariante »Herzumarmung«:** Zehn Minuten Herz-an-Herz-Umarmung, alle Chakren möglichst übereinander und sich vorstellen, dass man einfach nur gemeinsam auftankt in der Nähe und im Fühlen und im Sonst-nichts-Tun.
Es gibt Tests, die zeigen, dass einfaches sich Umarmen schon das Immunsystem stärkt. Wenn man sich nun zehn Minuten lang mit seinem Partner in den Armen liegt und einfach nur genießt, ohne irgendetwas sonst zu wollen oder zu erwarten, dann gleicht das alle Chakren aus und stärkt das ganze Energiesystem.

Auch das ist ein super Vorspiel für unsere Nullrunde beim Sex, für den Wolke-7-Sex.

**Noch ein mögliches Wolke-7-Sex-Vorspiel:**
Das hatten wir schon: sich manuell selbst befriedigen, bevor man zum Fühlen übergeht. Man hat es weniger eilig den nächsten Orgasmus anzusteuern und kann leichter das reine Gefühl als solches wahrnehmen, ohne abgelenkt zu sein vom Alten und Gewohnten beim »Normalosex«.

**Vorspiel – nein danke:**
Wenn man sich ganz aufs Fühlen konzentrieren möchte und darauf, die universelle Kraft und Weisheit in den Sexualorganen selbst zu erwecken, dann ist jedes herkömmliche Vorspiel an solchen Tagen eher hinderlich. Denn es könnte im alten Sinne anturnen und sexuellen Befriedigungsdruck auslösen.
Könnte, muss nicht. Entscheidet selbst! Das ist bei allem ganz wichtig. Lasst euch auf Experimente ein, für die ihr euch zu zweit entscheidet. Aber es gibt keine festen Regeln und keinen Verhaltenskodex, der ein Muss ist.
Eines ist mir inzwischen klar, man kann nicht

gleichzeitig im Orgasmusfieber sein und dabei sein Herz noch offen halten. Das geht so wenig wie schlucken und atmen gleichzeitig.

Das neue Wolke-7-Vorspiel kann daher einfach nur die Frage sein: »Du, wollen wir heute mal wieder auf die Wolke?«

Selten witzig: Ein Paar hat berichtet, dass bisher stets er mehr Sex wollte als sie. Diese neue Dimension des Fühlens beim Sex begeistert sie so, dass nun gelegentlich sie öfter will als er. Sie ist neugierig, wo die Energie diesmal hin will, und er findet es manchmal ein bisschen anstrengend, sich so lange nicht zu bewegen.
Und so kam es, dass mehrere Abende sie fragte, ob er Lust auf Wolke-7-Sex hätte, bis er am dritten Abend nach einer kurzen Pause mit beschwörender Stimme antwortete: »Du bist müde, müde, müde, seeehr müde.«
Daraufhin hatten beide einen Lachanfall.
Sie: »Es kommt immer noch vor, dass er mal Lust hat, wenn ich überhaupt nicht in Stimmung bin. Weder für alten Sex, noch für Wolke-7-Sex. Aber früher fühlte ich mich dann immer unter Druck und hatte Schuldgefühle,

wenn ich ›nein‹ sagte. Seit es ihm manchmal auch zu viel wird, wenn ich in länger anhaltender Experimentierlaune bin, ist die Lage viel entspannter. Ich kann seitdem viel natürlicher zu mir und meinen Bedürfnissen stehen und er akzeptiert es auch viel leichter. Ich brauche bloß zu sagen: »Du bist gaaanz müde« und schon müssen wir beide lachen. Neulich sagte er im umgekehrten Fall, er bekäme gerade seine Migräne, was natürlich auch nur ein Witz war. Aber früher war uns nie nach Lachen zu Mute, wenn wir unterschiedliche Bedürfnisse hatten.«

### *Innehalten*

Hier daher die gute Nachricht für alle impotenten Männer. Der Mann kann zur Not auch ohne oder fast ohne Erektion in die Frau eindringen. Wenn es sein muss auch mit ihrer Hilfe oder mit Gleitmittel. Mann dringe so tief ein wie möglich und liege dann still. Frau ebenso.

Und dann darf man atmen, seine inneren Prozesse beobachten und einfach spüren. Man kann sein Herz öffnen, gute Geister einladen (oder gute Energien) und einfach hineinfühlen in den Körper und in die Geschlechtsorgane. Das ist ein konsequenter Neueinstieg bei null.

Ich hatte diesen Vorschlag, wie gesagt, meinem Mann gemacht und er hat es trotz Zweifeln dann auch so durchgeführt. Und sich als Nächstes schlafen gelegt. Naja, nicht ganz. Er tat so. Es war der Versuch, komisch zu sein.
Richtig ist, wenn man innehält und einfach nur beobachtet, was Mann/Frau im Penis und in der Vagina spürt.
Wenn man die ersten Male nichts spürt, dann beweist dies vorwiegend, wie dringend nötig man die Übung braucht.

## Von null zur Bewegung – Die Energie erwacht

Bleiben wir zunächst noch mittendrin. Idealerweise erwachen irgendwann sowohl Penis als auch Vagina zu ihrem eigenen Bewusstsein. Das »ES« aus dem Zen des Bogenschießens beginnt durch die Geschlechtsorgane hindurchzuwirken.
Der ganze Körper wacht Millimeter für Mil-

limeter auf und entwickelt seine eigene – vom Kopf, vergangenen Erfahrungen und gesellschaftlichen Vorstellungen völlig losgelöste – Lust und Leidenschaft. Zunächst ist es mehr ein Lüstchen. Eine Regung, sich vielleicht ein kleines bisschen so oder so zu bewegen. Auch nur einen Millimeter oder zwei. Und dann wieder Stille und hinspüren.
Stille und hinspüren, Minimalbewegungen und hinspüren gehen so lange weiter, bis die Körper sich von alleine mehr und mehr lieben und die Bewegungen von innen heraus aus einer sehr feinen Energie entstehen und nicht aus dem üblichen sexuellen Überdruck heraus, der nach Befreiung sucht wie ein Dampfkochtopf. Dampfkochtopfgefühle und sexueller Befriedigungsdruck entstehen umso mehr, je mehr Liebe, Nähe und Energie beim Sex verloren gehen.

Wenn der Sex bei null angefangen wird, das Paar sich über seine Wahrnehmungen und Empfindungen rege austauscht und Nähe, Intimität und das Empfinden in den Genitalien sucht und aufmerksam beobachtet, dann entsteht eine energetische Situation, die alle

Spannungen und Verspannungen in ihrem Körper auflöst und die Energien erzeugt, die auf beide heilend und ausgleichend wirken. Sex ist eine starke Energie. Wenn wir achtsam damit umgehen, balanciert sie die Chakren, harmonisiert das Immunsystem und stimuliert die Ausschüttung von Glückshormonen durch starke Verbundenheitsgefühle.
Wenn jeder in Gedanken nur seinem eigenen Orgasmus hinterher jagt, geht das natürlich auf Kosten der Verbundenheit und auf Kosten der heilenden Wirkung. Die kann nur stattfinden, wenn das Gefühl noch mitkommt bei dem, was wir da tun.
Sex kann heilen oder krank machen. Äußerlich mag es aussehen wie dieselbe Sache. Aber der Unterschied liegt im inneren Erleben.
Und ganz sicher geht es nicht darum, hier einen neuen Leistungsdruck aufzubauen: »Mache ich das auch gut genug mit dem inneren Erleben?« Es geht darum, sich zu erlauben, mit dem ganz Einfachen und Schlichten und mit simpelsten Gefühlsübungen wieder anzufangen.
Manchmal ist es nur ein scheinbar belangloser Augenblick, in dem man das Herz des anderen wieder ganz spürt, und die Freude darüber

hält bis in den nächsten Tag hinein an. Äußerlich betrachtet kann es aussehen wie ein Flop ohne große Ereignisse, aber ein kleiner Funke, der für eine Sekunde überspringt, kann stundenlang in uns weiter brennen und eine ganze Reihe von Lichtern im Innern anzünden (Immunsystem harmonisieren, Chakren balancieren etc.).
*Das* ist dann bereits die erste Stufe von heilender Sexualität.

Und ob man dann irgendwann irrsinnige energetische Erleuchtungserlebnisse beim Sex hat oder nicht würde ich persönlich als zweitrangig einstufen. Hauptsache man ist raus aus sich leblos anfühlender Eintönigkeit oder reinem Dampfkessel-Sex und wieder drin im lebendigen Spüren des Augenblicks.

Für diese Anfänge jedenfalls ist es erforderlich, dass man die übliche Erregung möglichst niedrig hält. Denn Dampfkesselerregungen aller Art lassen uns sofort umschalten auf die Jagd nach dem nächsten Höhepunkt. Wir steigen damit jedoch aus jeder Feinwahrnehmung und aller echten Intimität aus.

Es geht also zunächst um wirklich nichts anderes als »Stille und Hineinspüren«.
Wenn sich nichts regt – nicht bewegen.
Und wenn sich was regt? Dann muss ich nicht warten, bis es deutlicher wird, ich muss auch nicht warten, bis sich beim Partner ebenfalls etwas regt, sondern ich kann einfach den allerkleinsten Gefühlsregungen mal probeweise nachgehen. Ausprobieren, wie es sich anfühlt, wenn ich einem minimalen Gefühlsimpuls mit einer minimalen Bewegung folge.

Das ist ein echtes Abenteuer für sich. Es ist wie eine Art Sex-Meditation. Ein Zentimeter Bewegung kann sich anfühlen wie ein halber Meter.

Aber man muss es vorher absprechen, so viel ist sicher. Sonst kommen höchstwahrscheinlich ein paar äußerst ernüchternde Kommentare wie: »Schläfst du grad ein oder was?« oder »Hallo, bist du noch da?«

# 3

# *Erste Erfahrungen mit der Nullrunde*

Und, wie war es jetzt bei uns? Kann sein, dass wir uns besonders dumm angestellt haben, aber wir verraten es euch trotzdem. Wir möchten damit allen anderen, die entweder in ähnlichen Sackgassen gelandet sind oder nach Auffrischung in ihrem Sexualleben suchen, einen möglichst mühelosen Einstieg ermöglichen. Denn wir sind sicher, dass ihr nach unserer Beschreibung keine Sorgen mehr habt, ihr könntet irgendetwas falsch machen.

Ich möchte noch kurz anfügen, dass ich für eine Frau vermutlich überraschend anfällig für das Dampfkesselsyndrom bin. Manfred sagt immer, dass liege an meinem Horoskop. Mars und Venus liegen gleichzeitig am Aszendenten. Das bringt eine gewisse Aggressivität in die Sinnlichkeit. Und das wiederum heißt, solche Menschen schalten besonders leicht auf orgasmusorientierten Sex um, anstatt Intimität, Nähe und Sinnlichkeit in den Vordergrund zu stellen. Da mag was dran sein. Es passiert dann zwar nicht, dass man im Laufe der Jahre gar keine Lust mehr auf Sex hat, aber es geht einem immer mehr an Qualität verloren.

Manfred war also bei unserem ersten Versuch etwas lustig drauf und tat so, als würde er gleich einschlafen. Wir bewegten uns phasenweise gar nicht, ich konzentrierte mich »gemäß dem Versuchsaufbau« auf das Gefühl in der Vagina und versuchte nur herauszufinden, welcher Bewegungswunsch von innen direkt aus dem Körper herauskommt. Es kam eine Weile gar keiner und dann auch nur ein minimaler. Also hielt ich einfach still und beobachtete meine inneren Vorgänge dabei. Normalerweise kommt man sich blöd vor und macht halt irgendwas. Aber wir machten ja einen Test und wollten herausfinden, ob wirklich etwas Neues dabei entsteht. Also war es O.K. so.

Ich konnte es schließlich trotzdem nicht ganz lassen, nach einem Orgasmus Ausschau zu halten. Aber bei diesen fast nicht vorhandenen Bewegungen, ohne Drumrumablenkungen und Zusatzvorstellungen und bei dem Verweilen in einer ganz feinen, leisen Wahrnehmung war absolut alles anders als sonst. Ich kam mir total bescheuert vor, aber ich musste heulen. Es wurde immer schlimmer. Als ich schließlich einen Höhepunkt hatte, kam es mir vor, als hätten bisherige Höhepunkte einem Vulkanausbruch mit dem üblichen Lavagestein geglichen. Und dieser hier war mehr wie eine feine, süße und absolut liebliche Energie, die mich einhüllte – fast wie eine Duftwolke, nur dass ich nichts dabei roch.

Aber die Energie war absolut süß und lieblich und ich heulte wie ein Schlosshund. Irgendetwas in mir schien total erleichtert zu sein. So als würde das Sexchakra sagen: »Na, kommst du endlich nach Hause in die wirkliche Heilkraft dieser Energie.« Manfred war ziemlich erstaunt und ich noch viel mehr.

Ich war darauf eingestellt gewesen, dass ich mich die ersten zehn Mal mindestens einfach nur fürchterlich langweile und nur nach und nach irgendetwas wahrnehme. Und dann das. Jetzt war das wirklich – äußerlich betrachtet – total unspektakulär und hat auch nicht lange gedauert. Es war nur wie ein erster Versuch ein paar Minuten lang und dann bin ich in die Heularie gerutscht. Ich sage es, wie es ist, damit ja keiner auf die schräge Idee kommt, Komplexe zu schieben oder es sich nicht zuzutrauen. Glaubt mir, dümmer, cooler und ahnungsloser als wir könnt ihr euch gar nicht anstellen.

## Sich bewegen lassen

Das Problem, das die meisten am Anfang haben, ist, dass sie Mühe haben mit der Anweisung, »fast nicht vorhandenen Bewegungsimpulsen zu folgen«. Wann warte ich ab und wann fange ich an, etwas zu tun? Wann ist zulassen angesagt, wann abwarten, wann weiter in sich hineinhorchen, wann losexperimentieren mit ersten Bewegungen?
Das ist eine ewige Gratwanderung und sie gelingt umso besser, je mehr man eigene Vorstellungen, alte Bewertungen und alle Erwartungen loslassen kann. Einfach nur spüren,

einfach nur sein und sich erlauben »alles falsch zu machen« und dabei auch noch zu lachen, wenn man sich bei einem Versuch mal nur gelangweilt hat und nichts ist passiert.

Das hat auch mit Selbstliebe und Selbstannehmen und Annehmen des Partners, so wie er ist, mit allen Schwächen, zu tun. Wenn nichts sein muss und alles sein darf, dann stellt sich mehr und mehr die erwünschte Energie ein.
Unter Druck geht gar nichts, so viel ist klar. Gedanken wie: »Oh je, oh je, ich spür ja immer noch nichts, wann geht es denn endlich los?«, führen allenfalls zu einer inneren Verkrampfung und blockieren natürlich jeden feinen Energiefluss.
Wenn ihr aus diesen Gedanken längere Zeit nicht herauskommt und die Erwartungen und Bewertung schlecht loslassen könnt, empfehle ich, dass ihr euch auf ein paar Runden Sex in Zeitlupe einigt. Und jedes Mal versucht ihr es noch ein bisschen langsamer. Dabei darf man ruhig auch einen Lachanfall bekommen, wenn man sich ein bisschen verrückt vorkommt oder wenn etwas nicht klappt. Nicht klappen heißt sowieso nur, man ist mal wieder voll in der

Bewertung drin, anstatt sich selbst zu seinem Wagemut zu gratulieren.

Und nach zehn Runden Zeitlupe könnt ihr ja noch einmal versuchen was passiert, wenn ihr mit null Bewegung und nur hinspüren anfangt. Die Zeitlupenrunden haben sicherlich eure Wahrnehmung schon verfeinert. Oder euch ist eine ganz eigene Vorgehensweise eingefallen, wie ihr den größtmöglichen Energie- und Gefühlsanschluss beim Sex bekommt. Es gibt wie immer viele Wege nach Rom und dies hier ist nur eine Inspiration, nicht mehr.

## Langeweile

Wie schon erwähnt ist es zu Beginn insbesondere den Männern auch öfter mal langweilig. Mann oder auch Frau kommt aber leider nicht weiter, wenn sie die Zeit nutzt, um schon mal den morgigen Bürotag in Gedanken durchzugehen.
Auch Phasen der Langeweile kann man mit unschuldiger Neugier und Bewertungslosigkeit begegnen. Indem man beispielsweise ein-

fach neugierig ist, wie langweilig es denn maximal werden kann und wie lange der Körper es schafft, keinerlei Regung zu zeigen. Bleib beim Fühlen und Beobachten, bleib präsent.

Einer der Männer aus unserem Bekanntenkreis, der das Manuskript vorab schon gelesen hatte, meinte, er mache seine Geschäfte so, wie wir Sex machen würden.
Das musste er uns natürlich erklären.
Er meinte, es käme vor, dass auch in seinem Geschäft (er ist selbstständig) Phasen der Langeweile einträten. Würde er dann zwanghaft irgendein Projekt anfangen, in dem keine Energie ist, dann ginge es garantiert in die Hose. Man müsse auch im Geschäftsleben geruhsam warten können, bis wieder ein Projekt auftaucht, in dem Energie ist. Es sei letztlich wie eine Welle von Energie, auf der man mitsurfen könne. Manchmal müsse man wild paddeln, um oben zu bleiben auf der Welle, und manchmal sich einfach nur hingeben. Und manchmal müsse man einfach absteigen vom Brett und auf die nächste Welle warten.
Wer aus Langeweile wild lospaddle, bevor die Energie bereit sei wieder eine Welle zu formen,

der schaffe es nie ganz oben auf den besten Wellen mit zu reiten. Man müsse den richtigen Moment abwarten und ihn erspüren können. Wir würden quasi auf der sexuellen Energie surfen, so wie er auf geschäftlichen Energiewellen surft.

## Die feine Energie

An jenem Tag, an dem wir Wolke-7-Sex zum ersten Mal probiert hatten, war der Effekt beim Sex selbst noch der geringste. Etwas von dieser feinen Energie blieb den ganzen Tag bei mir. Als Manfred beim Einkaufen irgendwann einen Rappel hatte und sich über etwas vollkommen Albernes aufregte, juckte mich das kein bisschen. Mild lächelnd schwebte ich völlig unbeeindruckt neben ihm her und er war nach einem staunenden Seitenblick auf mich gleich wieder unten von seinem Schlechte-Laune-Trip.

An dem Tag machte ich unwillkürlich alles anders als sonst. Während ich bisher oft einen eingebauten Automatismus gehabt hatte, ihn zu provozieren und zu reizen, wenn ich genervt war, drehte sich das nun komplett um: Ganz automatisch tat ich das Richtige, das zu größtmöglicher Harmonie und dazu führte, dass er sich wie der reizendste Partner aller Zeiten benahm. Wobei das wieder eine kleine Geschichte für sich ist. Ich hatte nämlich schon länger den Eindruck, dass mein Partner mir stets anzeigt, ob ich in meiner Mitte bin oder nicht. Er hat einen anderen Tonfall und geht anders mit mir um, wenn ich mich selbst liebe, als wenn ich mich schwach und ungeliebt fühle. Letzteres scheint eine Einladung zum »Draufhaun« zu sein, während Selbstliebe einen respektvollen Umgangston vom anderen zur Antwort hat.

An Selbstliebe-Tagen lächle ich auch noch die sonst größten Nervensägen lieblich an. Ich merke es manchmal noch nicht einmal, erst wenn ein solches Gegenüber überrascht und nun ebenfalls ganz reizend zurücklächelt.
Einmal musste ich mich zurückhalten, nicht loszuprusten, als jemand wirklich sehr erfreut reagierte und ich mir dachte: »Gut, dass du nicht weißt, dass es nicht dein Anblick ist, sondern meine letzte Nacht, die mich so unverdrossen fröhlich sein lässt.«

Eine Freundin erzählte mir, dass ihre eigene Schwester geargwöhnt habe, sie sei beim Schönheitschirurgen gewesen, weil einige ihrer Falten kaum mehr zu sehen waren. Als sie daraufhin auf eine vermutlich etwas verklärte Art zu grinsen anfing, riss die Schwester entrüstet die Augen auf: »Du wirst doch nicht etwa fremdgehen?« (die Freundin ist seit ewigen Zeiten verheiratet).
Das war es aber nicht, sondern gelungene Experimente mit Wolke-7-Sex.

## Was Wolke-7-Sex bewirken kann

Wir hatten beide länger Zweifel, ob es eine gute Idee wäre, unsere Erfahrungen zu Papier zu bringen, und ob ein wirklicher Bedarf vorhanden sein könnte. Es redet ja schließlich kaum einer über Sex in der Öffentlichkeit. Alle tun so, als wäre alles ganz wunderbar. Vielleicht waren wir doch die Einzigen, die es nötig hatten, eine »Start-bei-null-Runde« einzulegen?!
Aber je länger wir üben (nein, nein, es gelingt uns nicht jedes Mal, die supertolle Energie zu generieren, wir haben auch nicht jedes Mal

Lust dazu, aber wir bleiben trotzdem immer wieder am Ball, es lohnt sich einfach), desto mehr unglaubliche Erlebnisse tun sich auf.
Einmal war ich nach Wolke-7-Sex so hellwach und energiegeladen, dass ich die ganze Nacht nicht schlafen konnte. Ich habe die ganze Nacht gearbeitet und gelesen und am Morgen den Schlaf kein Stück vermisst. Ich war abends auch nicht früher müde als sonst. Es war wirklich faszinierend, wie viel Kraft und Energie dadurch entstanden war.
Auch witzig: Je mehr wir gelegentlich versuchen, Orgasmen zu vermeiden (um mal die Erfahrung zu machen, welche Gefühlsqualitäten sich daraus entwickeln), desto mehr entstehen am Schluss von alleine. Das können wir quasi noch gar nicht, da besteht noch Übungsbedarf. Aber trotzdem haben Orgasmen, die wir eigentlich nicht haben wollten, eine spannendere Energie und Tiefe als »normale Orgasmen«.

Was am Ende entsteht :

- mehr Gefühl beim Sex
- mehr Gefühl für den eigenen Körper
- ein besseres Gespür für sich selbst insgesamt

- eine vertiefte Feinwahrnehmung
- neue Dimensionen und Tiefen des Fühlens überhaupt
- feinere, süßere Gefühle mit mehr Energie
- mehr Kraft und Energie den ganzen Tag über
- ein balancierteres Gefühlsleben, mich kann nahezu nichts mehr aufregen im Alltag, noch tagelang nach jedem energiereichen Sex
- ein liebevolleres Miteinander

## Langsamkeit heilt

Duncan, vom weiter oben schon erwähnten Musikseminar, hat hervorragende Tipps auf den unterschiedlichsten Ebenen. Ein Tipp für einen anwesenden Klavierspieler hat mich aufhorchen und an Wolke-7-Sex denken lassen. Der Mann hatte ein Lieblingslied, das er seit Jahren auf dem Klavier spielte, und er blieb, ebenfalls seit Jahren, immer wieder an denselben Stellen hängen, an denen er auf ewig gleiche Weise stolperte. Es war klar, dass der Mann den Fehler seit Jahren in sein Unterbewusstsein mit einprogrammiert hatte und dass er zum festen Automatismus geworden war.

Duncans Tipp: Spiele das Stück so langsam, dass du wieder bewusst jeden einzelnen Ton spielst und nicht automatisch. Spiele so langsam, dass du problemlos richtig spielen kannst. Das kann zehnmal langsamer sein als normal, das kann zwanzigmal langsamer und zur Not auch hundertmal langsamer sein. Finde die Geschwindigkeit, bei der es kein Problem ist, die fraglichen Stellen richtig zu spielen.
Spiele die schwierigen Stellen täglich mehrmals in dieser Langsamkeit. Dreimal täglich 30 Sekunden die ehemaligen Stolperstellen richtig zu spielen, bringt beim Klavierspielen mehr als einmal wöchentlich drei Stunden zu üben.
Und wenn das richtige Spielen der neue Automatismus geworden ist und in Fleisch und Blut übergegangen ist, dann kann man ganz langsam die Geschwindigkeit wieder erhöhen. Aber immer nur so viel, dass man noch bewusst jeden Ton spielen und dabei mühelos richtig spielen kann.

Diese Langsamkeit dient für das Entwurzeln

von alten Mustern genauso wie für das Entwurzeln von Gefühlen. Es hebt den Automatismus aus den Angeln.
Langsamkeit bildet gleichzeitig auch einen neuen Nährboden, weil sie dazu zwingt, alles Überflüssige und alles Drumherum wegzulassen. Alles, was wir in Langsamkeit bewusst tun, ist wie das Setzen eines neuen Samens in neuen Nährboden.

Ich fand, das passte hervorragend zu unseren Ideen zu Wolke-7-Sex. Wir brauchen den Neubeginn in absoluter Langsamkeit, um eine neue Qualität und neue Energien erschaffen zu können. Wenn wir es schnell tun, hängen wir voll in den Automatismen. Langsamkeit ist eine wunderbare Idee zum Neubeginn.
Das bedeutet, wir fahren das Tempo beim Sex runter und das Hineinspüren hoch. So wie man, wenn man ganz bewusst und langsam atmet, visualisieren kann, wie sich die Luft im ganzen Körper verteilt und in jede einzelne Zelle eindringt. So werden wir beim Sex einfach so langsam, dass wir uns bei jeder Bewegung vorstellen können, wie die Energie davon bis in jede Zelle hineinfließt.

Alles, was die Energie, die Achtsamkeit und eine Herzverbindung zwischen uns und unserem Partner stärkt, verändert nicht nur die Sexualität hin zum Positiven, sondern auch die Partnerschaft im Ganzen.
Und dazu ist im Zweifelsfall wirklich extreme Langsamkeit nötig, weil viele von uns nie gelernt haben zwischen liebevoll gebenden und gierig nehmenden Berührungen zu unterscheiden. Bei dieser Art Sex ist aber liebevoll geben mit hinein entspannen in transzendente Feinwahrnehmung gefragt. Das Aufregende daran ist, dass die Wirkung am Schluss viel befriedigender ist als der »Sex des sich gegenseitigen maximalen und schnellen Anturnens«.
Mit transzendenter Feinwahrnehmung meine ich, dass man über die rein körperliche Ebene hinausgeht. Man kann dabei in emotionalen und spirituellen Feinwahrnehmungen landen, wie bei einer tiefen Meditation. Sex wird dabei zu einer Art »körperlichen Meditation«, die die Tore in andere Dimensionen öffnen kann.

Die Zeitschrift Brigitte schrieb 2005 über den Zeitverbrauch der Europäer und zitierte dazu eine Studie des Soziologen Manfred Garham-

mer. Danach essen wir schneller, waschen uns eiliger und schlafen fast zwei Stunden weniger als in den 70er Jahren. Der Durchschnittseuropäer hat 38 Minuten mehr Freizeit am Tag als noch vor 30 Jahren – und verbringt diese vor dem Fernseher.
Ich habe diese Meldung mit offenem Mund gelesen, denn bisher hatte ich angenommen, dass ich die Einzige bin, die blöd genug ist, sich im Laufe der Jahre immer schneller zu waschen, schneller zu essen und immer weniger zu schlafen. Ehrlich gesagt dachte ich bisher auch, es läge daran, dass ich Mutter und berufstätig gleichzeitig bin. Es war mir völlig entgangen, dass ich damit einem allgemeinen Trend entspreche. Aber völlig verrückt ist natürlich, wenn wir das Ganze nur tun, um hinterher mehr Fernsehen schauen zu können.

Nutzen wir die gesparte Zeit doch, wenn schon, denn schon, lieber für mehr Langsamkeit im Bett, um auch dort neue Samen zu säen. Vielleicht geht es auch anders herum: Vielleicht wirken sich langsamer essen, langsamer duschen und langsamer und bewusster leben umgekehrt ebenfalls auf unser Sexualleben aus?!

*Was sagt ein Macho-Mann dazu?*

Nachdem Manfred die Coolheitsphase überwunden hatte, kam die Begeisterungsphase, siehe Einleitung. Das konnte er nicht für sich behalten und so erzählte er einem gemeinsamen Freund von uns davon.

Nun muss man wissen, dass dieser Freund mit einer gewissen Überdosis an männlichen Hormonen versehen ist. Er war auch prompt entsetzt. Das würde ja ganz fürchterlich nach Weichei-Sex klingen. Das wäre nichts für ihn, er bräuchte da was Kernigeres.

Sein Gesichtsausdruck lag zwischen Abweisung dieser spleenigen Idee und einer gewissen Abfälligkeit. Als er es ein paar Stunden später nicht lassen konnte, noch ein paar Witzchen über Weichei-Sex zu reißen, erzählte ich ihm von den Auswirkungen dieses, in seinen Augen, Weichei-Sexes. Dass ich beispielsweise viel friedfertiger und zufriedener wäre dadurch und sogar mitunter die ganze Nacht nicht mehr zu schlafen bräuchte, weil ich so aufgeladen mit Energie wäre.

Verdutztes Schweigen und große Augen waren die Antwort. Und dann nach kurzer Pause ein ehrfürchtiges: »Heh Manfred, du Hengst!«

Während ich noch schlapp vor Lachen in den Seilen hing, ließ er sich nun doch Details von Manfred beschreiben ...

# 4

# *Wozu wir die Energie verwenden können*

## Spielen mit der Energie

- Die Aufmerksamkeit darauf lenken, das Herz offen zu halten und immer wieder neu und weiter zu öffnen.

Ich hatte schon erwähnt, dass wir uns öfter mal nicht sehr geschickt anstellen. Einmal habe ich versucht, mich darauf zu konzentrieren, mein Herz für Manfred zu öffnen und gleichzeitig beim »Nichtstun« auf auftauchende feine Bewegungsimpulse zu achten. Es ging nicht. Ich war allen Ernstes schon damit überfordert meine Aufmerksamkeit auf beides gleichzeitig zu lenken. Was wir schließlich gemacht haben war, dass Manfred »Herz öffnen« praktizierte (er hatte seine Aufmerksamkeit nur darauf) und ich konzentrierte mich auf das Gefühl in der Vagina. Das Faszinierende war, dass es mein Herz quasi von innen erreichte. Ich spürte, wie die Liebe zu ihm immer intensiver und fühlbarer wurde. Dabei hatte ich gar nicht mehr auf mein Herz geachtet.

Bei Freunden von uns visualisierte der Mann eine Rose im Herzen seiner Frau beim Sex. Und weil sich das gut anfühlte, schloss sie sich an und visualisierte auch eine Rose in seinem Herzen.

Wieder andere beginnen damit, sich an den Moment zu erinnern, als sie sich kennen lernten, an den ersten Kuss, den ersten Urlaub. Wie fühlte sich das Herz damals an? Und dann holen sie diese Erinnerung und dieses Gefühl wieder in die Gegenwart.

Es gibt unendliche Variationsmöglichkeiten. Man kann auch einfach zwischendrin kurz die Vorstellung mit einbauen, man würde mit dem nächsten Atemzug sein Herz weiter öffnen und dann geht man zurück mit der Aufmerksamkeit zum Körper und zum Spüren.

Oder man macht es abwechselnd oder gleichzeitig. Beide liegen still, atmen und öffnen nur das Herz.

Da wird es nicht so bald langweilig, bis man alle Möglichkeiten ausprobiert hat.

- Eine Weile die Aufmerksamkeit auf den Solarplexus lenken und hineinspüren, wie sich das anfühlt.

Die Problematik ist, zumindest bei mir, die gleiche wie im Punkt vorher: Ich kann mich nicht gut auf zwei Dinge gleichzeitig konzentrieren. Aber abwechselnd ist richtig gut und man kann ja seinen Partner immer informieren, was man gerade tut und wie es sich anfühlt.
Für mich ist Folgendes klasse: Mir vorzustellen, ich würde durch den Solarplexus ein- und ausatmen. Dabei kann ich sogar gleichzeitig auf das Gefühl im Körper achten.

- Eine Weile auf Atem und/oder Herzschlag des Partners achten. Und, soweit möglich, im gleichen Rhythmus mitatmen. Das verbindet sehr stark und intensiviert das Gefühl füreinander. Wenn man da richtig gut drin ist, kann man an einen Punkt kommen, an dem beide gleichzeitig die gleichen Bewegungsimpulse haben und man zeitweise kaum mehr weiß, wo der eigene Körper aufhört und der andere anfängt.

Dann ist es aber wirklich richtig super. Nicht frustriert sein, wenn es nicht gleich ganz so gut klappt. Einfach öfter probieren und gleich wieder zu etwas anderem übergehen, wenn es nicht so richtig gelingen will. Irgendwann ist der Tag und der Moment, an dem die Energie richtig fließt und der gemeinsame Atemrhythmus sich fast von selbst einstellt.

## Gesunde Kinder bei der Zeugung einladen

Sex in echter Verbundenheit, Innigkeit und mit der Erlaubnis, das Feine und Reine in sich wieder zu entdecken, öffnet Energietore. Aber nicht nur die. Irgendwie fühlt es sich an, als würden dabei auch unsere ärgsten Neurosen ganz langsam und Stück für Stück entwirrt. Es fühlt sich an, als würden Teile im eigenen Sein sich entspannen und wieder entfalten, von denen man gar nicht mehr wahrgenommen hatte, wie verknittert und verknotet sie gewesen waren.

Diese Art von Sex ist die ideale Methode, um gemeinsam neue Programmierungen im Unterbewusstsein vorzunehmen oder um gemeinsam »beim Universum etwas zu bestellen«.
Wer gesunde, glückliche Kinder haben möchte, kann die Wahrscheinlichkeit, ebensolche zu bekommen, erhöhen, indem beide Partner bei der Zeugung in Gedanken gesunde und glückliche Kinder einladen. Dem Zufall überlassen – das war die alte Methode, als man es nicht besser wusste. Neu ist – bewusst Seelen einzuladen. Diese Aussage beruht allerdings auf keinen statistischen Erhebungen, sondern ebenfalls auf alten spirituellen Weisheitslehren, in dem Fall auf altägyptischen.

Aber Vorsicht: Auf das Gefühl und auf die Energie kommt es an. »Wir laden ein Kind ein, das besser, intelligenter und schöner ist als das von unseren Verwandten« oder »Wir laden ein Kind ein, das Arzt wird« oder »Wir laden ein Kind ein, das ein berühmter Musiker wird« ist alles nicht der Sinn der Sache und eher gefährlich.

Der Preis für derartige Eitelkeitseinladungen könnte hoch sein.
Erlaubt und sinnvoll hingegen: »Wir laden ein Kind ein, das gesund und glücklich ist und zum höchsten Wohle aller in unsere Familie passt!«
Das ist eine super Formulierung, in der es um die Freude am Miteinander geht und nicht um Leistung und Status. Je besser ihr es fühlen könnt, desto besser wird es klappen.

**Super-ober-top-wichtig:** Lenke immer wieder deine Aufmerksamkeit auf dein Herz und achte darauf, dass es geöffnet ist (dass es sich offen anfühlt) und öffne es in Gedanken womöglich noch immer weiter. Ein Orgasmus mit geöffnetem Herzen ist etwas ganz anderes als ein Null-acht-fuffzehn-Orgasmus ohne romantisch-schokoladige Schaumgefühle.
Dazu dann noch gesunde, glückliche Kinder einladen und der Himmel wird sein Bestes geben.

*Unsere Erfahrung beim Einladen*

Wenn ich das alles, egal wem erzähle, kommt natürlich unweigerlich und jedes Mal die Fra-

ge: Habt ihr eure Zwillinge auch so gezeugt? Ja, allerdings nur mit halbem Bewusstsein für das, was wir da taten.
Ich hatte mir nämlich Zwillinge gewünscht. Und Manfred hätte zwar zweieiige Zwillinge (wir haben einen Jungen und ein Mädchen, sie sind also auf jeden Fall zweieiig) schön gefunden, war aber in Sorge, es könnten auch eineiige Zwillinge werden. Die hätten doch allesamt Identitätsprobleme, das kenne er von eineiigen Zwillingsfreunden von ihm aus der Kindheit und das wolle er auf keinen Fall.
Wir ließen das Thema ruhen und fuhren in Urlaub nach Indien. Manfred hatte ein Buch eines bulgarischen spirituellen Lehrers dabei (Michael Aivanhov). Dieser empfahl, dass man bei allem, was man tue, gute Geister mit dazu einladen solle. Beim Essen würde man auf diese Weise besser verdauen und der Sex würde intensiver.
Das musste probiert werden. Wir luden also gemeinsam gute Geister beim Sex ein und fanden es toll. Wir hatten beide das Gefühl, dass die eingeladenen guten Geister auch tatsächlich gekommen waren.
Danach war ich schwanger. Ich sagte noch zu

Manfred: »Du, wir haben aber gute Geister im Plural eingeladen. Vielleicht sind das doch meine Wunschzwillinge.«
»Sei bloß still mit deinen Zwillingen, ich will keine eineiigen Zwillinge«, antwortete er.
Als die Ultraschalluntersuchung in der dritten Woche ergab, dass ich zweieiige Zwillinge erwartete, war ich platt vor Begeisterung und Freude. Und Manfred war ebenfalls sprachlos. Und auch beeindruckt, dass es tatsächlich zweieiige waren, nun konnte er nichts mehr dagegen sagen und tat es auch nicht.

### *Wichtige Erfahrung während der Schwangerschaft*

Der Arzt hielt mir lange Vorträge über die Risiken und noch dazu in meinem Alter. Aber das war mir alles wurst egal. Insgeheim dachte ich mir: »Wenn Sie wüssten. Das ist alles kosmisch. Wenn der Kosmos mir meine Wunschzwillinge schickt, dann ist er auch in der Lage, dafür zu sorgen, dass sie gesund sind.«
Ich trug zwar auch einiges dazu bei, indem ich qualitativ hochwertige Nahrungsergänzungsmittel zu mir nahm, täglich schwimmen ging und einmal in der Woche zur Pranaheilung

ging, um mich energetisch zu stärken, aber sie kamen dann auch fast pünktlich mit jeder 3 kg Gewicht und gesund zur Welt. Für Zwillinge ist das sehr gut.

Allerdings habe ich es vom Gefühl her nicht geschafft, mich durch die ganze Schwangerschaft von einem Arzt begleiten zu lassen. Ärzte sehen es als ihre höchste Pflicht an, die Schwangere mit Horrorvisionen vollzustopfen. Das hat mich fertig gemacht und so bin ich ganz schnell umgeschwenkt auf eine Hebamme. Dort hatte ich ein gutes Gefühl und konnte die Schwangerschaft ruhig und in Freude genießen. Ich kann nicht einerseits wissen, dass das Gefühl ganz stark beteiligt daran ist, welche Wirklichkeit wir erschaffen, und dann die ganze Schwangerschaft in Angstgefühlen verbringen. Das bekommen die Kinder doch mit. Da überlege ich mir lieber einmal die Grundrisiken, fälle eine Entscheidung und sorge dann dafür, dass ich mich für den Rest der Schwangerschaft gut fühlen kann. Mein Gefühl hört doch nicht an der Gebärmutterwand auf, es schwingt durch den ganzen Körper und beeinflusst das Lebensgefühl meiner Kinder mit.

## Die Turbomethode zur Umprogrammierung alter Muster

Wenn ein Paar beim Sex bewusst ist und gemeinsam den Fokus auf eine Sache richtet, dann erzeugt es damit starke Schöpfungskräfte. Ich glaube, dass vor Hunderten von Jahren einige der ganz alten Kirchenväter sich dessen bewusst waren und genau deswegen alles getan haben, um die Menschen davon abzuhalten, »göttlichen Sex« zu praktizieren.
Dass sie ihre eigenen Nachfahren, Kindeskinder und Verwandten ebenfalls davon abhielten, scheint ihnen nicht gleich aufgefallen zu sein.

Die Einzelheiten für den Neubeginn bei null mit Training der Feinwahrnehmung hatten wir schon. Aber hier kommt eine weitere Variante, die ebenfalls die Bewusstheit erhöht und die Energie verfeinert.
Und kurz vor Schluss kommt noch einmal ein Gesamtüberblick über alles, was man zum Experimentieren wissen muss.
Sucht euch ein gemeinsames Motto beim Sex. Es muss ja nicht jedes Mal sein. Macht es manchmal. Das Motto könnte sein:

- Ich bin liebenswert (beide denken es von sich)
- Ich liebe mich
- Ich bin mit der Urkraft/universellen Energie etc. verbunden
- Ich bin gesund und kraftvoll
- Wir leben in Fülle
- Gelassenheit und ruhiges Vertrauen sind unsere Grundlebensgefühle

**Für Wagemutige und Fortgeschrittene:**
Beide denken

- Ich bin sanft und zart wie ein warmer Windhauch
- Ich bin ein Energiewesen und in jeder meiner Bewegungen drücken sich Energie, Licht und Liebe aus
- Ich bin reine Liebe
- In jeder meiner Zellen pulsiert die universelle Urkraft (oder göttliche Urkraft, nimm das Wort, das dir mehr liegt)

**Wichtig:** Versucht das Motto eures jeweiligen sexuellen Austauschs weniger zu denken als es vielmehr zu erfühlen. Also weniger nur denken: »Wir leben in Fülle« sondern mehr: »Wie

fühlt sich Fülle an? Welche Gefühle habe ich bei optimaler Fülle, wo im Körper kann ich Fülle fühlen?« Oder: »Wie fühle ich mich, wenn ich mich selbst liebe? Wie fühlen sich meine Zellen, mein Atem, mein ganzer Körper an, wenn ich mich liebenswert fühle?«
Es ist immer ein Mix. Unsere Gedanken erzeugen unsere Gefühle. Aber versuche es mehr zu erfühlen als nur zu denken. »Wie würde ich mich fühlen, wenn« ist ein hilfreicher Gedanke oder auch »Ich kenne das Gefühl im Minimum. Wo im Körper sitzt es? Wie fühlt es sich an, wenn sich dieses Gefühl ausdehnt und stärker wird?«

Diese gemeinsamen Mottos beim Sex ändern unweigerlich ebenfalls die Energie. Allerdings funktionieren sie bei weitem nicht so gut unter Alkoholeinfluss. Den sollte man für so eine Runde besser weglassen.
Wenn ihr kein gemeinsames Ziel in der Partnerschaft habt, dann könnte es eine gute Idee sein, über eines nachzudenken. Und wenn ihr dann eins habt und es ist ein großes Ziel, eins, das euch wirklich am Herzen liegt, dann könnt ihr noch etwas Tolles machen.

Ihr könnt Riesencollagen anfertigen, die dieses Ziel symbolisieren. Oder ihr malt es auf weißes Rollpapier (gibt es in Tapetenbreite in größeren Schreibwarenläden). Ob ihr gut oder schlecht malen könnt spielt keine Rolle. Ihr könnt auch Schlagworte dazuschreiben oder ausgeschnittene Bilder und eigene Zeichnungen mischen. Diese Werke hängt ihr dann an eure Schlafzimmerwände.

Beim nächsten Sex denkt ihr beide: Unser heutiger Austausch an sexuellen Energien findet zu Ehren unserer gemeinsamen Vision statt. Möge sie sich baldmöglichst zu unserem höchsten Wohle verwirklichen.

Ganz wichtig: Immer wieder die Aufmerksamkeit auch aufs eigene Herz lenken und es öffnen.

Und nach dem Sex wird keine Zigarette geraucht, wenigstens nicht gleich. Sondern erst schaut ihr euch noch Arm in Arm eure Visionsbilder an und atmet die Bilder mit ein. In Gedanken atmet ihr mit der Luft auch die Bilder ein. Einmal ins Kraftzentrum kurz unter dem Bauchnabel, einmal in den Bereich des Solarplexus (unterhalb vom Brustkorb) und einmal ins Herz. Ihr haltet jeweils für ein paar

Sekunden die Luft an und verbindet euch beim Ausatmen in Gedanken mit der All-Einheit. Ihr könnt dabei auch die Arme ausbreiten und die Luft hinausatmen in die Weiten des Universums.
Fertig. Nun könnt ihr in den nächsten Tagen und Wochen gelassen zuschauen, welche Verbesserungen ihr damit in eure Leben gezogen habt.

**Zusammenfassung Zwischenstand:**

- Nullrunden einlegen mit null Bewegung und nur fühlen, so lange bis die Bewegungen aus dem Gefühl der Sexualorgane selbst entstehen
- Herz offen halten und immer wieder neu und weiter öffnen
- Gemeinsames Motto finden und beim Sex dieses Motto immer wieder erfühlen.

Niemand muss irgendetwas immer machen, aber je häufiger ihr diese Techniken in euer Sexualleben mit einbaut, desto weiter nach hinten werden TV-Romanzen, Schokolade und Schaumbäder in der Unverzichtbarkeitskala rutschen.

**Ihr wollt mehr und seid nimmersatt?**
OK, kein Problem. Wenn ihr eine große Badewanne habt oder jemanden kennt, dessen Wanne ihr mal ungestört benutzen könnt, dann könnt ihr eine Runde Wolke-7-Sex oder Motto-fühl-Sex im Schaumbad ausprobieren, euch dabei gegenseitig mit Schokolade füttern und eine schöne TV-Schnulze dazu gucken. Aber dann bitte wirklich was schön Schmalziges.

*Noch ein Wort zum Grabschen*
Viele Paare von heute suchen nach der ursprünglichen kraftspendenden Energie in der Sexualität. Speziell die Frauen spüren es immer deutlicher, dass es das nicht gewesen sein kann, was da offenbar mittlerweile in Millionen von Haushalten abläuft. Der bekannte Kabarettist Bernhard Ludwig skizziert es so: »Er fasst sie nur an, wenn er Sex will, und dann auch nur grabschend, damit er seine sexuellen Phantasien hochschrauben kann, weil er sonst keinen hochkriegt.«
So laut wie das Publikum bei seiner Show an der Stelle lachte, müssen das viele kennen.
Grabschen entspringt einem Sexualverhalten,

das mal wieder nach Dampfkesselentladung Ausschau hält. Mit dem Erzeugen sexueller Energieströme hat es nicht so richtig viel zu tun.

Haben Männer erst ein paar Mal die Qualität dieser Energien und ihre Auswirkungen auch auf sich selbst erlebt, verändert sich das Grabschen von ganz alleine hin zu sanfteren Liebkosungen. Sexuelle Energien, die die Urkraft freilegen, führen bei Frauen dazu, dass sie zufriedener und fröhlicher werden und bei Männern dazu, dass sie auf einmal Lust an Fußmassagen und Co. bekommen. Man muss es ihnen dann nicht künstlich antrainieren, sie kommen irgendwann (kann allerdings etwas dauern) von ganz alleine darauf. Wolke-7-Sex öffnet Kraftquellen auch in den Männern. Das ist eine Rückmeldung, die wir von vielen Männern persönlich erhalten haben.

**Und noch geheimer als geheim: eine Anmerkung an die Männer:** Einer verriet mir, dass sein Bedürfnis, sich zwischendrin selbst zu befriedigen, fast völlig verschwunden sei. Die Wolke-7-Variante hat ihm (allerdings erst im

Laufe der Jahre) ein Befriedigungsgefühl verschafft, das er vorher nie kannte. Es würde eine innere Zufriedenheit hervorrufen, die oft tagelang anhielte, berichtete er. Auch bei Männern, da schau her.

# 5

## *Das Wichtigste im Überblick*

Ein Mann hat in der Einleitung für Männer geschrieben: »Indem wir alles bleiben lassen außer wahrnehmen und fühlen, kommt eine Energie dazu, von der wir vorher nicht wussten, dass sie überhaupt existiert.«
Darum geht es im Wesentlichen: Diese Energie zu aktivieren, von der die meisten von uns keine Ahnung hatten, dass sie existiert. Es geht darum, Sex wieder als spirituelle Kraftquelle zu nutzen, zur Heilung und zur Reaktivierung unserer Schöpferkraft.

Bisher ist den meisten von uns im Laufe der Jahre in ihren Beziehungen diese Energie beim Sex immer mehr verloren gegangen. Die prickelnde Erotik, die Anziehung und die spürbare Liebe sind der Gewohnheit gewichen, und weil wir nicht wussten, wie wir diese Gefühle und Energien wiederbekommen, haben wir uns stattdessen der Jagd nach Orgasmen und möglichst akrobatischem Sex gewidmet, in dem verzweifelten Bemühen, die sexuelle Lust noch irgendwie am Leben zu erhalten. Die Liebe ist dabei auf der Strecke geblieben.

Die radikalste Methode ist Sex grundsätzlich ohne Orgasmus zu haben. Eine Kur mit dieser Methode steht dann an, wenn man feststellt, man schafft es überhaupt nicht mehr, Sex aus Liebe zu haben, die Sucht nach dem Orgasmus zieht die Aufmerksamkeit sofort weg von jeder Zweisamkeit und erlebten Nähe, auch wenn man sich noch so sehr bemüht.

Ein Fünf-Wochen-Programm dazu bietet das bisher leider nur in Englisch erhältliche Buch »Peace between the sheets« (Frieden zwischen den Bettlaken) von Marnia Robinson.

Das Programm stellt sicherlich einen interessanten Selbstversuch für jedes Paar dar.

»Ich kam mir vor, als wäre ich neu auf dem Planeten hier, so ganz anders wie sich auf einmal alles anfühlte«, sagte mir neulich eine Freundin, die es ausprobiert hat.

Wenn es einem nicht zusagt, kann man nach der Fünf-Wochen-Kur immer noch zum Normalprogramm, zu Wolke-7-Sex oder zu einem selbst entwickelten Stil zurückkehren.

Zurück an den Start, gehe nicht über Los und ziehe keine Erotikkarte. So lautet zusammengefasst die Lösung des Wolke-7-Sex. Wir locken das Gefühl und die Energien wieder aus der Reserve, indem wir alles Drumherum weglassen und **gemeinsam in die Stille lauschen**!

Konkret: Äußerlich verzichten wir auf jede Bewegung beim sexuellen Verkehr und fühlen einfach nur hin. Solange bis, egal wann, die ersten Bewegungen aus dem Gefühl der Sexualorgane selbst heraus wieder neu entstehen.

Selbst wenn man an manchen Tagen irgendwann abbricht und auf »Normalsex« umsteigt, führen allein die Absicht und das immer wieder Experimentieren zum sich Öffnen und zur schrittweisen Wiederbelebung des Gefühls. Vorausgesetzt natürlich, beide haben wirklich die Absicht hinzufühlen und nicht dauerhaft nur spöttisch dabei zu gucken!

Aber je radikaler man es angeht und je länger man den Nerv hat, gemeinsam in die Stille zu lauschen, desto größer die Belohnung!!!

**Zusammenfassung Vorspielmöglichkeiten:**

- Eine Möglichkeit: Auf jedes Vorspiel verzichten. Raus aus dem Alltag, rein in die Kiste und gleich eine »Nullrunde« einlegen. Wenn man direkt aus dem Stau oder aus dem Bürostress kommt, kann es allerdings dauern, bis man ins echte Fühlen kommt.
- Als Vorspiel dient alles, was uns ins Fühlen bringt: Meditieren, Chi Gong, Tai Chi-Übungen oder ähnliches.
- Zehn bis dreißig Minuten eng umschlungen nur daliegen und sich gegenseitig spüren und mit allen Sinnen wahrnehmen.
- Zehn Minuten Herzumarmung. Herz an Herz die Atmung und den Herzschlag des anderen spüren. Nichts anderes tun.

**Variationsmöglichkeiten beim Wolke-7-Sex:**

- die Aufmerksamkeit darauf lenken, das Herz offen zu halten und immer wieder neu und weiter zu öffnen
- eine Weile die Aufmerksamkeit auf den So-

larplexus lenken und hineinspüren, wie sich das anfühlt

- eine Weile auf Atem und/oder Herzschlag des Partners achten
- gute Geister einladen
- gemeinsames Motto finden

# 6

## *Erste Erfahrungen völlig verschiedener Art*

Hier möchte ich ein paar Erfahrungsberichte wiedergeben. Von uns, von Freunden und von uns bekannten Paaren, die mitexperimentieren. Die Erfahrungsberichte variieren zwischen ganz simpel und völlig abgehoben. Ich bin daher sicher, es ist für jede/n etwas dabei, worin sie/er sich wiederfinden kann.

Paar: Bisher waren wir ein bisschen wie zwei Jugendliche (obwohl wir das schon lange nicht mehr sind), die darauf fixiert sind, das Gegenteil von dem zu machen, was die Eltern gemacht haben. Aber am Schluss kam es doch auf dasselbe heraus, nämlich auf sexuellen Frust.
Die »Null-Bewegungs-Phasen« haben uns gezeigt, dass es beim Sex darum geht, auf eine

höhere Bewusstseinsebene zu gehen. Erst auf der ist wirklich alles anders als vorher. Auf dieser Bewusstseinsebene ist Sex heilend, das steht außer Zweifel für uns.

Sie: Diese Art von Sex hat für mich etwas mit Vergebung zu tun. Ich kann darin alle Wunden vergeben, die mir je beim Sex durch Achtlosigkeit und Lieblosigkeit zugefügt wurden.
Er (dazugehöriger Er): Ich habe das Gefühl, eine regelrecht heilende Energie zu spüren, die von ihr ausgeht und auf mich überschwappt. Sie ist außerdem seitdem zufriedener, liebevoller und friedvoller im Alltag.

Er (noch sehr jung, aber schon ein ziemlicher Hallodri): Ich hab mir diese Sache mal angehört und wollte eigentlich nichts damit zu tun haben. Aber allein dadurch, dass ich es wusste, habe ich schon angefangen, mir die Mädels anders anzugucken. Ich habe mich nicht mehr gefragt, wie heiß oder echt geil die wohl im Bett ist, sondern ob ich mir echte Nähe mit ihr vorstellen könnte. Jetzt habe ich zum ersten Mal eine Freundin, die mich wirklich im Herzen berührt. Die hätte ich vorher nie gefunden.

Sie: Wir sind beide noch ziemlich auf Orgasmusjagd und können und wollen auch nicht so leicht davon ablassen. Zwar fangen wir ganz brav mit »keine Bewegung beim sexuellen Verkehr und nur hinspüren an«, aber dann summt doch bald darauf der Dampfkessel und wir machen »normal« weiter. Fast normal zumindest. Wir bleiben einfach mehr beim Spüren mit der Aufmerksamkeit als früher. »Wie fühlt es sich an?«, »Was will mein Körper?« und »Zeitlupe oder null Bewegung dürfen sein!« heißen die neuen Prioritäten, auf die wir achten. Das Gefühl hat dadurch eine ganz andere Qualität bekommen und obwohl mein Mann erzählt, ihm sei es etwas fad und er mache das Ganze nur mir zuliebe, ist er eindeutig hinterher weniger schlapp als früher. Ich glaube, man kann sagen, je länger die Null-Bewegungs-Phase zum Einstieg und je intensiver wir beim Fühlen bleiben, desto mehr Energie und Zufriedenheit erleben wir hinterher.

Er (Partner von vorheriger Frau): Sie hat Recht, mir war lange fad beim Nichtstun und nur Fühlen. Ich habe, ehrlich gesagt, auch gar nichts gespürt, außer dass mir langweilig war.

Aber irgendwann ist mir aufgefallen, dass der Gefühlszustand, in den sie dadurch gebeamt wird, ansteckend auf mich wirkt. Wenn dann langsam Bewegung in die Sache kam und sie ganz im Gefühl und im Genießen blieb, dann hat mich das angeturnt wie nie zuvor. Ich fühle mich tiefer befriedigt, wenn sie tiefer befriedigt ist. Etwas in mir geht mit und ich merke, dass ich nicht mehr todmüde bin hinterher wie früher, sondern tendenziell sogar recht fit. Ob das ein Vorteil ist, weiß ich allerdings noch nicht – mitten in der Nacht fit wie ein Turnschuh zu sein. Wir diskutieren grad, den Sex auf Vormittags zu legen.

Andere Sie: Alles, was ich sagen kann, ist, dass ich glücklich und dankbar bin, dass wir das entdeckt haben. Was mir Sex mit null Bewegung und nur fühlen bringt ist, dass ich wieder die Lust am Streicheln entdeckt habe. Das hatte sich im Laufe der Ehe abgenutzt. Jetzt ist es wieder da. Und: Manchmal steigen Gefühle in mir auf wie bei den ersten Malen, an denen ich überhaupt Sex im Leben hatte. Diese Gefühle hatte ich schon längst vergessen. Aber jetzt erinnere ich mich wieder. Es ist so eine

Frische und Lebendigkeit in unsere Sexualität zurückgekehrt.

Er (von ganz anderer Frau, die nichts sagen wollte): Das bei null anfangen erfordert für mich schon einiges an Disziplin. Oder hat es erfordert am Anfang. Seit einiger Zeit ist dadurch aber wieder das Abenteuer in unsere Sexualität zurückgekehrt. Wir waren an einem Punkt, an dem wir zweimal die Woche zehn Minuten Sex hatten und der Ablauf war immer gleich. Jetzt haben wir zweimal pro Woche zehn Minuten Stillhalte-Sex mit Fühlen. Und was sich daraus entwickelt ist jedes Mal anders. Mal geht es im Zeitlupentempo weiter, mal sind wir wild und ordinär, mal geht es gar nicht weiter, mal haben wir die große Liebkosungsorgie. Es ist absolut richtig, dass sich aus diesem Nichtstun und dem die Sexualorgane selbst das Ganze lenken lassen eine eigenständige Dynamik und Lebendigkeit entwickelt.

Sie: Au weia, bei uns gab es heiße Diskussionen und viel Abwehr seitens meines Partners. Er steht, kurz gesagt, auf Sexualakrobatik. Er konnte nie genug kriegen und am liebsten

mehrmals täglich. Für mich war völlig die Luft draußen und ich wollte eigentlich die Beziehung drangeben.
Für uns war der Durchbruch das mit dem Tai Chi vorher. Indem wir 20 Minuten Tai Chi machen und uns ganz auf das Wahrnehmen unseres Körpers einstellen bei jeder einzelnen Bewegung, ziehen wir dieses Empfinden mit rüber in den Sex. Da machen wir quasi ganz genauso weiter. Sexualakrobatik im Tai Chi-Stil und in Zeitlupe.
Wir sind manches Mal regelrecht high danach.
Trotzdem hat es zwischendurch auch zu vielen Problemen geführt, weil ich beim genauen Hinfühlen und auf mich Achten festgestellt habe, dass sich vieles nicht wirklich gut anfühlt für mich, was wir da treiben. Und mein Partner hat immer noch Angst, dass er was weggenommen bekommt, anstatt was dazu zu bekommen.
Aber er weiß, dass er entweder auf diesem Weg weitergeht mit mir oder wir gehen ganz getrennte Wege. Ich kann noch nicht sagen, wie es letzten Endes ausgehen wird, aber ich habe echte Hoffnung, dass wir gerade etwas zusam-

men entdecken, das unserer Beziehung Haltbarkeit für den Rest des Lebens geben könnte. Sicher sagen kann ich, dass ich überrascht bin zu erleben, dass ich überhaupt noch so viel an Gefühl für ihn übrig habe. Das habe ich erst durch diese Technik der Langsamkeit und des Fühlens wieder entdeckt.
An das totale Stillhalten und nur Fühlen haben wir uns noch nicht hingetraut. Wir kommen uns komisch dabei vor und wissen dann nicht, wohin mit uns. Aber vermutlich liegt genau darin unser Knackpunkt.

Ein Er: Mich beamt das Ganze raus aus jedem gesellschaftlichen Rahmen und Status. Alles, was ich bisher dachte, was meine Erotik ausmacht, ist plötzlich komplett irrelevant und sogar überflüssig. Ich kann meine Frau glücklich machen, einfach nur indem ich für sie da bin. Für mich liegt darin eine schöpferische Energie und Kraft und eine totale Akzeptanz auch von mir selbst, so, wie ich bin. Ich muss plötzlich nichts mehr beweisen, sondern nur da sein.

Er: Vorher wollte ich stark, schön, sportlich, cool, heldenhaft, hochpotent und was weiß

ich nicht alles sein, um von ihr bewundert zu werden. Auch mein Cabriolet war eigentlich nur dazu da, um mich als Mann stark zu fühlen. Stattdessen hat sie aber nur an mir herumgenörgelt und ich fühlte mich als Schwächling.
Jetzt brauche ich plötzlich weder stark, schön und den ganzen anderen gesellschaftlichen Kram zu sein. Ich bin ihr Held, weil ich sie glücklich mache. Weil ich da bin für sie und sonst nichts. Das macht mich einerseits sprachlos vor Freude und Überraschung. Es ist aber auch eine totale Erleichterung und eine Last, die von mir abgefallen ist. Mann, was habe ich mich vorher abgestrampelt und wurde doch nicht bewundert. Und jetzt: Schluss mit strampeln und ich bin bekomme endlich die Anerkennung, die ich immer gesucht habe.

Paar gemeinsam: Wenn man die Energie, die sich aus »Sex ohne Bewegung« ergibt, wirklich erlebt hat, ist die ganze Sexualität transformiert für immer. Aller Leistungsdruck und jede Performance fallen weg und übrig bleiben loslassen und ein Fluss von Energie. Egal, was wir machen. Auch der »normale Sex« ist nicht

mehr normal. Da ist einfach ein Energietor aufgebrochen, und zwar ein wundervolles.
Sie (mediale Heilerin): Also ich brauche mindestens 15 Minuten totales Nichtstun, bis ich so richtig in die Energie reinkomme. Aber dann geht es los. Beim ersten Mal habe ich gespürt, wie die Energie durch mein Herz fließt, dass es aber noch total zäh geht. Es kamen total viele Tränen. Und bei jedem weiteren Mal war der Energiefluss immer leichter. Erst bewegte sich die Energie nur aufwärts in meinem Körper, dann auch wieder abwärts und seit einiger Zeit formt sie einen Kreis, der weiter in meinen Partner fließt.
Ich kannte ähnliches aus Büchern über Sextechniken. Aber ich denke, es hat wenig Sinn, das künstlich zu machen. Wenn man in diese Energie kommt durch das Loslassen und nicht Bewegen, dann setzt sich die Energie von ganz alleine in Bewegung. Ich tue absolut nichts dazu, außer sie zu beobachten, wohin sie denn diesmal geht.

Er: Bei mir passiert relativ wenig, aber ich darf erleben, dass ich meine Partnerin so glücklich machen kann. Und das Glück hält tagelang an und wirkt sich auf ihre Laune aus. Sie lässt mir eine viel »längere Leine« als früher und es gibt weit weniger Reibungspunkte zwischen uns.

Er: Früher habe ich geglaubt, Männer wären einfach gefühlsärmer als Frauen. Von dieser Theorie bin ich abgekommen. Ich glaube, das ist ein gesellschaftlich antrainierter Fokus, dass es immer nur um den Penis und um seine Performance geht. Wenn die Performance wegfällt, weil die Bewegung wegfällt, dann entdecke ich ganz neue Gefühle in mir. Und sie sind genauso fein und detailliert und farbenfroh wie die meiner Frau. Vorher schien es mir zu banal auf solche Feinheiten in meiner Gefühlswahrnehmung zu achten. Jetzt stelle ich fest, dass sich wahre Schätze hinter diesen Banalitäten verbergen.

Er: Früher hieß es von meiner Frau nur: »Tu dies, tu das, lass dies, lass das, wann machst du endlich dies und das?« Und ich habe nur überlegt, wie ich um all das herum komme. Heute summt sie meistens zufrieden vor sich hin. OK, ich übertreibe, aber sie hat definitiv aufgehört an mir herumzuzerren. Und mir ist es plötzlich

ein Bedürfnis sie zu fragen: »Schatz, was kann ich für dich tun?«
Was das mit Sex zu tun hat? Alles. Sie ist einfach anders seit wir Wolke-7-Sex praktizieren mit null Bewegung und so.

Er: Wenn ich früher mit meinen Kumpels unterwegs war, waren wir relaxt und gelassen, solange wir alleine waren. Sobald eine Frau dazu kam, ging es los: Jeder spielte sich auf und wollte den starken Mann rauskehren. Ich war immer der Verlierer dabei, es gelang mir nicht, mich so dominierend aufzuspielen, dass ich die anderen hätte ausstechen können.
Heute, seit ich Wolke-7-Sex praktiziere, bleibe ich genauso relaxt wie zuvor, wenn eine Frau in unsere Männerrunde kommt. Ich sehe mir die Frau an und denke: »Ich weiß, dass du eigentlich nur willst, dass ein Mann für dich da ist, und zwar wirklich da ist.« Irgendwie gibt mir das eine tierische Gelassenheit und irgendetwas muss ich dabei ausstrahlen. Seit neuestem erlebe ich ganz oft, dass die Frauen auf mich zugehen. Und das, obwohl ich gar nicht mitmache beim Imponiergehabe der anderen.

Er: Meine Frau ist weicher und weiblicher geworden dadurch. Sie hat sich entfaltet wie eine lieblich duftende Blüte.
Sie: Ich war früher gerne aktiv beim Sex. Ich war frei, offen und hatte gerne viel Sex. Aber irgendwann, so im Laufe der Jahre, dachte ich: Das kann es nicht sein. Da muss es doch noch etwas anderes geben. Und dann fing so eine Unzufriedenheit in der Sexualität an. Ich wusste gar nicht, was ich suchte, ich war einfach nur unzufrieden.
Dann seid ihr (Bärbel und Manfred) angerückt mit dem Input zum Fühlen ohne Bewegung und ich war sofort glücklich. Ich war auch froh, dass mein Mann sich auch damit befasst hat und mit mir experimentiert hat.
Jetzt macht mir beides wieder Spaß: Der alte und der neue Sex. Mein Mann fragt immer: »Willst du Sex oder Liebe?« Sex ist der alte Sex und Liebe das Fühlen im sexuellen Verkehr ohne Bewegung.
Weil ich weiß, es gibt jetzt etwas, wo ich mich wieder aufladen kann, macht mir auch das Alte wieder Spaß. Wichtig für mich ist: Beide Partner müssen sich damit auseinandersetzen und es wirklich ausprobieren wollen.

Sie (spirituell erfahren): Wenn wir anfangen, dann versucht jeder in eine innere Leere und starke Präsenz im Augenblick zu kommen. Wir sitzen aufrecht, sexuell verbunden, Gesicht zu Gesicht, lassen nur die Geschlechtsteile miteinander arbeiten und schauen uns in die Augen. Ich brauche immer eine Zeit lang, um mich darauf einzulassen. Aber wenn ich es schaffe, dann geht es los. Ich spüre wie meine Gebärmutter sich bewegt. Das ist wie Beckenbodengymnastik, bloß dass ich gar nichts mache. Es passiert von alleine. Manchmal saugt der Muttermund den Penis richtig an, aber ohne willentliche Bewegung von mir. Dabei habe ich das Gefühl, als wäre sein Penis wie eine Ladestation für meinen Körper.
Dazu spüre ich eine Energie, die vom Kronenchakra wie eine Welle durch den Körper runtergeht und ins Becken wandert und dann wieder herauf und im Kreis. Manchmal schüttelt es mich geradezu vor Weinen vor Freude. Oft kommen mir auch interessante Visionen und innere Bilder und ich empfinde eine ganz starke Schöpferkraft dabei.
Wir machen das oft eineinhalb Stunden lang. Danach muss ich manchmal joggen gehen, weil

ich sonst gar nicht weiß wohin mit der Energie. Ich platze schier vor Energie.

Sie: Am Anfang habe ich zu viel erwartet. Dann passierte gar nichts. Ich muss zuerst die Leere spüren, mein Herz öffnen und nach innen gehen und meine inneren Vorgänge wahrnehmen, während wir sexuell verbunden sind und sonst nichts tun. Dann fängt die Energie Stück für Stück an zu fließen.

Er: Wichtig für mich war zu lernen, dass ich die Energie für sie auch zerstören kann, wenn ich zu viel Mist daherrede. Wir teilen uns jetzt nur noch gegenseitig unsere Gefühle mit und wie es sich anfühlt. Sonst nichts. Ich glaube, es ist ein Teil dieser neuen Art von Sexualität, das Ego draußen zu lassen. Das war schwer für mich. Ich hatte noch voll das Programm laufen, mich produzieren zu müssen – selbst noch beim Nichtstun. Und dann geht gar nichts. Es kommt nun mal nicht aufs Tun an dabei, sondern auf das Gefühl von innen heraus. Dann ist es eine starke Erfahrung. Man kann eigentlich nicht viel sagen dazu. Man muss es selbst ausprobieren. Da ist schon echt Kraft dahinter.

Sie: Ich habe erstmals erfahren, was es bedeutet einen Mann beim Sex in meinen Seelengarten einzulassen. Der war bisher verschlossen, selbst vor mir selbst.

### *Die erste Bestellung beim Universum zu Wolke-7-Sex*

Eine Freundin von mir, die das Manuskript dieses Buches gelesen hat, hat sich einen Mann beim Universum bestellt, der »das« schon kann. Sie ist auch prompt in einen hineingerannt (in einer Therme), der von seiner Frau getrennt lebt und Probleme mit selbiger hatte, weil er statt »Jagd auf den Orgasmus« lieber »streicheln und Zärtlichkeit« praktiziert.

Die Ehefrau hatte Orgasmusprobleme, war aber darauf fixiert, dass »es« immer klappen müsste und hielt darum auch öfter mal nach anderen Männern Ausschau, die »es« vielleicht besser könnten. Das brachte den beiden Dauerstress im Bett bis hin zur Trennung.

Für meine Freundin war er die perfekte Lieferung. Sie sagt, seit sie diesen Mann kenne, sei sie mit Gott versöhnt. Ihr Leben lang habe sie sich gefragt, warum Gott Frauen und Männer so geschaffen habe, dass doch eigentlich nichts zusammenpasst, aber nun würde sie am eigenen Leib erleben, wie perfekt alles passt, wenn man es nur richtig anstellt. Sie ist glücklich und schwebt – wie vorherzusehen ☺ – auf Wolke 7.

Er küsst ihr dafür die Füße vor Freude, weil sie ihm ebenfalls das Manuskript Wolke-7-Sex gegeben hat und er völlig begeistert ist zu lesen, dass er nicht der Einzige von der Norm Verrückte auf diesem Planeten ist.

Und sie, das muss auch noch unbedingt erwähnt werden, gibt von Berufs wegen Massagen. Seit sie diesen Mann hat, fließt eine Energie sanfter, erfüllter Zufriedenheit aus ihren Händen. Sie war immer schon gut, aber jetzt schwebt man auch als Massagekunde bei ihr wie auf Wolke 7.

Übrigens, ich kann nicht empfehlen, dass jetzt alle Leserinnen einen Mann beim Universum bestellen, der »das« schon kann. Da kommt sonst ruckizucki ein Verhältnis von 1:10.000 oder so zustande. Umgekehrt, für die Männer, sieht das Verhältnis auch nicht besser aus. Wenn alle, egal ob Mann oder Frau, einen neuen Partner bestellen, der alles schon weiß, dann sind wir bald am Ende der Auswahl.

Günstiger erscheint es mir einen Partner zu bestellen, der offen und bereit ist, solche alternativen Sexformen mit dir gemeinsam zu erkunden. Dann brauchst du vermutlich auch nicht 600 km weit zu fahren wie meine Freundin. Das ist nämlich der Haken an ihrer Bestellung und vermutlich die Konsequenz daraus, dass es einer sein musste, der »es« schon kann. Ich vermute es war einfach keiner mit der entsprechenden Eigenschaft, der zu ihr gepasst hätte und der in unserer Nähe wohnt, frei.

# 7

# *Grundsätzlich wichtige Erkenntnisse über Beziehung*

## Der Irrtum: Bei allen anderen läuft's prima

Ich dachte immer, die meisten Paare seien sexuell zufrieden und erfüllt, sonst wären sie doch eh schon längst getrennt. Ich vermutete, ich sei womöglich die Einzige, bei der im Laufe der Jahre die Anziehung deutlich nachgelassen hat, und fragte mich, »Ist es nicht vielleicht nur mein Manko?«

Wer dieses oder ein ähnliches Selbstbild ebenfalls hat, der braucht die Kabarett-Show »Anleitung zur sexuellen Unzufriedenheit« von Bernhard Ludwig auf CD oder DVD. Gemischt ist das Ganze mit einer Menge an statistischen

Daten und therapeutischen Einschüben und man weiß am Schluss nicht so genau, ob man im Kabarett oder bei der Gruppentherapie war. Aber auf jeden Fall hat man sehr viel gelacht und weiß, dass die große Masse allesamt die gleichen Probleme hat. (www.kabarett.at)

Der Autor Barry Long nimmt diesbezüglich ebenfalls kein Blatt vor den Mund. Er hält den gegenwärtigen Stand des weltweiten Umgangs der Menschen mit Sexualität sogar für die »größte menschliche Tragödie überhaupt«. Er meint, dass die meisten Menschen gar keinen Sex gemeinsam hätten, allenfalls rein äußerlich betrachtet. Innerlich gesehen jagten sie jedoch nur, in einer Art Privateuphorie, die das Wesen des anderen bei diesem Akt gar nicht mehr wahrnimmt, dem Höhepunkt hinterher und das war es. Zweimal die Woche ein paar Minuten unterstes Chakra (d.h. reine Triebebene mit wenig ganzheitlichem Gefühl oder gar wirklicher Nähe) und finito.

Diese Aussage hat mich an einen Tantralehrer erinnert, den ich bei einem Retreat am Mount Shasta in Kalifornien mal in der Sauna

getroffen habe. Ich habe ein Gespräch mitbekommen, bei dem er zu seinen Begleitern sagte, wenn man allen Leuten ins Gesicht sagen würde, dass sie schlechten Sex hätten, würde man bei höchstens einem Prozent einen Fehler machen. Wir kamen ins Gespräch, als er auf meinen entsetzten Blick reagierte.
Sein Heilmittel bestand darin, erst mal alle zu outen. Wir kämen nicht weiter, wenn wir nach außen hin alle so täten, als hätten wir kein Problem, und innerlich alle meinen würden, wir wären die Einzigen, die ein Problem haben.

All dies sind gute Gründe für eine gewisse Radikalität und den Neubeginn bei null. Wer es wirklich durchzieht, dem schlägt natürlich die Stunde der Wahrheit. Entweder die Beziehung verkraftet und trägt es einfach nicht oder man ist überrascht, wie viel sie eben doch noch trägt und wie einfach und leicht sie sich vollständig erneuern lässt. »Hätte ich es doch bloß schon vorher gewusst«, denken sich die, die erfreut und quasi wiederbelebt daraus hervorgehen.

## Die Mann-Frau Beziehung

Wie schon erwähnt, spiegelt Manfreds Verhalten eigentlich genau mein Verhalten oder meine Laune wider. Aufgrund dessen war eine meiner wichtigsten Erkenntnisse bisher, dass nur eine Person die Fähigkeit hat, für Harmonie in der Beziehung zu sorgen, nämlich die Frau. Und wer die Fähigkeit hat, hat natürlich leider auch die Verantwortung.

Ich weiß schon, der Trend ist ganz anderer Meinung. Man muss den Partner nehmen, wie er ist, das ganze Aneinander-Rumgeziehe sei nichts als ein Machtspiel und so weiter. Ich meine damit auch nicht an ihm rumziehen und Manipulationen. Ich denke dabei mehr an die Streitsituationen. Mein Eindruck ist, wenn ich mich selbst liebe und in meiner Mitte bleibe, dann ist auch mein Partner überwiegend friedlich und harmonisch, selbst in Krisensituationen.

Wenn ich einen Partner habe, mit dem es mir nicht gelingt, in meiner Mitte zu bleiben, sondern den ich mit meinen eigenen Abwehrmechanismen immer nur provoziere, weil ich mir

nicht anders zu helfen weiß, dann muss ich entweder an meiner Selbstliebe arbeiten oder mir einen anderen Partner suchen, an dessen Seite es mir besser mit mir selbst geht!
Mit anderen Worten: Was immer der Mann vorturnen mag in der Beziehung, wer die Stimmung in der Beziehung macht, ist – meines Erachtens – immer die Frau. Jede Frau kann ihren Partner dahingehend »coachen«, dass die Beziehung harmonisch läuft oder sie kann ihn »coachen«, dass permanenter Stress herrscht. Der Mann umgekehrt kann sich so oder so benehmen. Wenn die gnädige Frau nicht in Stimmung ist, hilft es alles gar nichts.

Typisches Beispiel: Frau sagt klar an, was sie will, und das in freundlichem, wertschätzendem Tonfall. Meine Erfahrung: Die Männer mögen bei ausgefallenen Wünschen meckern und maulen, aber am Schluss machen sie es doch, und zwar sogar meist gerne. Wenn die Partnerin dadurch glücklich und voller Freude ist und er der Held ist, der sie glücklich gemacht hat, dann gefällt es ihm am Schluss ja doch.
Ganz schlecht dagegen, wenn sie gar nicht so

genau weiß, was sie will, und dieses Ich-weiß-es-nicht-so-genau soll er dann auch noch hellsehen. Und wehe er trifft nicht das Richtige, dann ist sie sauer (harmlosestes Beispiel hierzu: Geburtstagsgeschenke). Katastrophe! Das kann nur Stress geben. Und so was passiert Männern normalerweise nicht: Dass sie nicht wissen, was sie wollen, und die Frauen sollen es dann hellsehen.
Also ist die Frau hauptverantwortlich für die Harmonie in der Beziehung. Mir kam es schon lange so vor, als wäre der Mann eigentlich, ganz ähnlich wie die Kinder, eine Art Stimmungsbarometer seiner Frau. Geht es ihr gut mit sich selbst, geht es auch dem Rest der Familie gut. Geht es ihr nicht gut mit sich selbst, hängt der Haussegen schief.

Der erste Beziehungsratgeber, in dem ich das so klar gefunden habe, ist »Hallo Tarzan«.
»Hallo Tarzan« von Gigi Tomasek und Birgit Engel ist ein Beziehungsratgeber für Frauen. Es geht um Liebesbeziehungen, aber auch um Beziehungen zu männlichen Geschäftspartnern und Kollegen oder sogar zum eigenen Sohn. Eben zu allem, was männlich ist.

Eine Freundin hatte mir das Buch empfohlen. Sie hatte Stress gehabt mit ihrem Exmann. Die beiden fetzten sich jedes Mal, wenn er die Kinder abholte oder wiederbrachte. Und davon, dass er ihr je bei was geholfen hätte, konnte keine Rede sein. Seit dem Buch herrschten Friede, Freude, Eierkuchen und er kam sogar manchmal helfen und tat das auch noch gerne. Ein Wunder. Also gab sie mir das Buch.

Ich las das Buch nicht. Der Titel klang einfach zu dämlich. Außerdem hatte ich keinen akuten Bedarf, also wozu so was lesen.
Dann kam eine andere Freundin vorbei. Rotz und Wasser heulend. Morgen wollte sie zu Hause ausziehen, spätestens. Ich hörte mir alles an und starrte unwillkürlich immer auf den Buchrücken von »Hallo Tarzan« im Regal. Ich wusste nicht, ob ich sie nicht lieber beim Auszug unterstützen sollte, aber schließlich gab ich ihr doch das Buch mit.
Eine Woche später wieder dasselbe: Friede, Freude, Eierkuchen! Keine Rede mehr von Auszug. Im Gegenteil, die Beziehung hatte sich zu einem neuen Frühling aufgeschwungen. Erstaunlich.

Ich probierte es die nächsten Monate immer wieder und empfahl es jeder Frau, die über ihren Partner klagte. Es waren erstaunlich viele. Und alle riefen nicht viel später an und hatten mindestens von deutlichen Verbesserungen ihrer Beziehungen zu berichten.

An dem Punkte wurde Manfred neugierig. Er las jetzt das Buch. Und jedes Mal, wenn er fand, ich hätte schlechte Laune oder würde mich ungerechtfertigt über etwas beschweren, schlug er das Buch auf und wandte irgendetwas daraus an. Es war völlig verrückt. Obwohl ich wusste, dass er nur ablas und sich einen Spaß daraus machte, wirkte das, was er jeweils sagte, trotzdem beruhigend auf mich.
Sein Lieblingssatz, den er sich nach der Lektüre des Buches ausgedacht hat, ist: »Bärbel war immer lieb, ist immer lieb und wird immer lieb sein.« Ich lache mir grundsätzlich einen Ast, wenn ich das höre, und es gelingt mir nicht, mich weiter aufzuregen, auch nicht, wenn ich doch gerade sooo Recht habe.

Als das nächste Paar, das bereits getrennt war und dem wir das Buch empfahlen, einen Strauß

Blumen per Fleurop schickte und sich wieder vertrug, fing ich doch auch zu lesen an.

Was Gigi Tomasek im Wesentlichen schreibt, ist das, was ich auch schon herausgefunden hatte: Es gibt nur eine Person, die in der Lage ist, die Harmonie in der Beziehung und in der Familie herzustellen, und das ist die Frau. Und da sie die Einzige ist, die dazu in der Lage ist, ist sie auch diejenige, die verantwortlich ist.
Männer haben nur eins im Sinn – und das war mir in diesem Ausmaß nicht klar, bevor ich das Buch gelesen hatte –, nämlich ihre Partnerin glücklich zu machen. Da sie aber leider nicht wissen, wie das geht, muss Frau es ihnen beibringen, sonst wird es nichts. Die Absicht dahinter ist nicht Manipulation, damit er immer macht, was die Frau will, sondern Coaching, damit er überhaupt machen kann, was die Partnerin sich wünscht. Denn eigentlich ist das eh sein Hauptanliegen.
Dazu gibt Gigi Tomasek viele durchaus sinnvolle Tipps, ein bisschen amerikanisch in der Art, aber sie ist halt Amerikanerin.

*Das Optimale*

Die Frau ist also verantwortlich für die Harmonie in der Beziehung und dafür, ihn richtig zu coachen, so dass er die Familie glücklich und nicht unglücklich macht. (Anmerkung: Wobei wir hier von gesunden Menschen ausgehen und nicht von Alkoholikern und Depressiven etc.) Und ich bin nicht die Einzige, die diesen Eindruck hat. Aber wenn Krisensituationen auftauchten, hat es mich oft Kraft und Überwindung gekostet, nicht wütend zu werden, sondern in meiner Mitte zu bleiben. Wenn ich innerlich koche, spiegelt mir mein Partner das, indem er deutlich sichtbar auch äußerlich kocht.

An jenem Tag, der unser erster Testtag mit der Nullrunde war, hatte ich keinerlei Mühe diese Art von Weisheit anzuwenden. Das sinnvoll erscheinende Optimalverhalten floss wie selbstverständlich aus mir heraus. Ich schwebte innerlich noch ganz in meiner leicht süßen Zufriedenheitswolke und hatte ein natürliches Lächeln im Gesicht, das schwer wegzuradieren war. Wenn er sich da aufregte beim Einkaufen, dann fiel ich nicht, wie sonst so leicht, ebenfalls aus meiner Mitte heraus, sondern fühlte mich bestens verankert in mir und musste allenfalls noch mehr schmunzeln. Kein Kraftaufwand, keine Überwindung. Klar, dass er gleich wieder unten war von dem Trip.

Frauen sind verantwortlich dafür, ihre Männer zu coachen und selbst in ihrer Mitte zu bleiben.
Männer sind verantwortlich dafür, dass die Frau durch eine heilende Form der Sexualität von ganz alleine in ihrer Mitte bleibt.

Wir sind also nicht alleine verantwortlich, sondern beide sind verantwortlich, jeder auf seine Weise. Und da ich nicht warten wollte, bis die gesamtmännliche Energie des Planeten umschwenkt, was die optimale sexuelle ursprüngliche Energie angeht, habe ich einstweilen wieder selbst die Verantwortung übernommen und begonnen, meinen Partner zu coachen, womit er mich glücklich machen kann, nämlich mit Nullrunden-Wolke-7-Sex.

## Sex und die Partnerschaft

Barry Long sowie einige der Karezza-Schriften meinen nun auf den ersten Blick etwas ganz anderes, das aber trotzdem ergänzend dazu passt. Sie meinen nämlich sinngemäß, dass jede Frau ein Ausbund an freundlicher Sanftheit ist, wenn nur der Sex in energetisierender und wirklich innerlich berührender Weise ausgeübt wird. Und dafür sei der Mann verantwortlich.

Der männliche Teil der Menschheit der letzten Jahrhunderte (es kann also nicht ein Einzelner verantwortlich gemacht werden, im Gegenteil, der Einzelne wird angesteckt von den gesellschaftlichen Verwirrungen) habe aber unser Sexleben zu einer aggressiven Orgasmusjagd entarten lassen. Das frustriere die Frau und mache sie zickig und zänkisch und den Mann aggressiv. Denn unter dem Strich fehle dadurch auch ihm die einzig wahre echte Befriedigung. Schuld sei der Mann alleine. Nicht der einzelne wie gesagt, denn wir haben es einfach nur alle gemeinsam verlernt.

Der Mann mit seiner männlich aggressiven

Energie fasst die Frau oft nur dann an, wenn er Sex von ihr will, und er fasst die Frau dabei nur so an, dass er dabei seine eigene Erregung hochkurbeln und seine sexuellen Phantasien anregen kann. Man kann diese Tätigkeit auch grabschen nennen.
Er hat verlernt, sie so anzufassen, dass die süße feine Energie und Freude entsteht, die zunächst mit Erotik und Erregung wenig zu tun hat. Sie ist ein Austausch an süßen Energien und fertig.
Und Sex ist ein Austausch an spirituellen Energien, getragen von ebenfalls süßen und feinen Energien mit wacher Präsenz und Intimität im Augenblick. Wer in der Lage ist, so neu einzusteigen in die sexuelle Energie, bei dem können Leidenschaft und Lust auf einer neuen Ebene entstehen. Dann können auch Energieumlenkungen und Multiorgasmen mit Salto Mortale, exzessive Zungenküsse und was nicht alles wieder stattfinden. Aber der alles entscheidende Unterschied ist der, dass dabei die echte innere Verbindung nicht wieder abbricht.
Der Unterschied ist auch der, von wo diese Art der Leidenschaft dann gesteuert wird, nämlich aus der Körperweisheit selbst und nicht aus ei-

ner überwiegend präsenz- und intimitätslosen Sucht nach dem Höhepunkt.
Ein weiterer Unterschied ist, dass keine Frau mehr so tun muss, als fände sie es gut, weil sie sonst für frigide erklärt wird, sondern dass seine Wahrnehmung für sie so offen ist, dass er es sofort spürt, wenn sie beide aus der reinen Ur-Energie herausfallen und irgendetwas in diesen einzigartigen Moment gerade nicht hineinpasst.

Nicht jede Frau und nicht jeder Mann empfindet die gegenwärtig anscheinend weit verbreitete Art der orgasmussüchtigen Sexualität als störend oder irgendwie falsch. Sie ist schon so verankert in uns, dass wir sie längst nicht mehr in Frage stellen. Wir werden nur immer zänkischer, aggressiver, unzufriedener und unfröhlicher und therapieren endlos unsere Kindheitserinnerungen statt unserer Sexualität, die in Windeseile alle trüben Stimmungen heilen und uns fröhlich und ausgeglichen sein lassen könnte!

***Der geheime Abstoßungseffekt beim »Sex ohne Liebe«***

Hast du den Film »Nottinghill« gesehen? Julia Roberts spielt eine superberühmte Filmschauspielerin, die mit einem kleinen Buchhändler etwas anfängt. Als sie das erste Mal miteinander geschlafen haben, erzählt sie ihm, dass Rita Hayworth zu sagen pflegte: »›Die Männer gehen mit Gilda (ihre berühmteste Rolle) ins Bett und wachen mit mir auf!‹ Sie gehen mit ihrer Traumfrau ins Bett und dann erschrekken sie, wenn sie mit der Realität aufwachen. Geht es dir auch so?« Worauf der Buchhändler noch immer genauso verklärt wie vorher guckt und versichert, dass er sie noch nie so zauberhaft fand wie gerade an diesem Morgen. Jetzt gibt es Zweifel, ob er hier wirklich die Wahrheit sagt. Und diese Zweifel haben nichts damit zu tun, dass sie ein Star ist und er nicht.

Die Zweifel kommen zum einen aus uralten Mysterienlehren und zum anderen aus moderner Sexualforschung.[1] Beide sagen, dass wir gemäß uralter Instinkte immer noch darauf trainiert sind uns

a) möglichst häufig fortzupflanzen und

[1] Coolidge Effekt

b) dabei unsere Gene so bunt wie möglich zu mischen.

Neurochemisch gesehen belohnt die Natur uns daher jedes Mal, wenn wir möglichst heißen Sex haben oder auch nur daran denken. Heißer Sex macht daher quasi süchtig nach der neurochemischen Belohnung, die im Gehirn bei jedem Orgasmus ausgelöst wird.

Aber, und jetzt kommt etwas Erstaunliches, der Instinkt hat dabei erst Teil 1 seines geheimen biologischen Plans erfüllt: möglichst häufig fortpflanzen. Teil 2 ist, die Gene möglichst bunt zu mischen. Und deshalb löst ein Orgasmus, neben der neurochemischen Belohnung noch etwas Zweites in uns aus, sobald der Belohnungseffekt im Gehirn abklingt: nämlich die Abstoßung des Partners, mit dem wir den Orgasmus gerade erlebt haben. Wir finden ihn »hinterher« nicht halb so attraktiv wie »vorher«. Das hat nichts mit Charakterschwäche zu tun, sondern ist ein biologisch schlauer Plan in uns.
Die Biologie sagt sich: »Den hatten wir schon, auf zum nächsten mit frischen Genen!«

Das heißt, wenn das stimmt, dann war das keineswegs nur das Problem von Rita Hayworth, sondern es findet in den meisten Betten in etwas abgewandelter Form statt. Oder, wenn es nicht direkt im Bett stattfindet, weil noch die Belohnungschemie aktiv ist, dann trotzdem einige Zeit danach.

***Sex mit Liebe hebt diesen Effekt wieder auf***

Waliha Cometti, eine zeitgenössische spirituelle Lehrerin mit Wurzeln im Sufismus, hat vermutlich keine Ahnung von diesen Forschungen. Sie formuliert ihre Menschenbeobachtung dennoch ganz ähnlich: »In der Sexualität erleben wir abwechselnd Anziehung und Abstoßung. Je weiter geöffnet wir unser Herz für einander haben, desto weniger spüren wir jedoch den Abstoßungseffekt.«

Und darum geht es natürlich auch, denn die meisten von uns spüren auf die Dauer ein größeres Verlangen nach einer harmonischen Beziehung als nach heißem Sex. Bei aller neurochemischen Belohnung gibt es etwas darüber Hinausgehendes. Und so kämpft jeder auf seine Weise mit dem Abstoßungseffekt und wundert sich, warum die Liebe nicht so romantisch bleibt wie zu Beginn. Aber genau dieser Romantik kommen wir jetzt ein wenig auf die Spur. Waliha geht nämlich auch im zweiten Teil ihrer Aussage konform mit der Wissenschaft. Oxytocin ist der Stoff, der auf neurochemischer Ebene in Verbindung mit Gefühlen wie Liebe, Nähe und sich gegenseitig selbstlos mit Liebe und Aufmerksamkeit »nähren« steht. Und: Er hebt ganz oder teilweise die Effekte der uns emotional trennenden Stoffe auf, die ein Orgasmus auslöst.

Manche Wissenschaftler kommen zu folgendem Ergebnis: Es ist von Natur aus so, dass wir nach jedem Orgasmus das Interesse an unserem Partner verlieren. Wir sehen als Folge dieser biologischen Reaktion auf einmal vorwiegend die Fehler des anderen und Frauen werden besonders gerne zickig und pampig. Wobei der Abstoßungseffekt sofort danach oder je nach Herzöffnung auch Stunden oder Tage danach auftreten und bis zu zwei Wochen anhalten kann.

Interessant, oder? Ein Orgasmus soll zwei Wochen lang zickig und überkritisch dem Partner gegenüber machen. Viele von uns haben aber öfter als alle 2 Wochen einen Orgasmus, d.h. wir werden dauerzickig. Auf der anderen Seite lehrt dieselbe Forschung, dass dieser Effekt umso weniger auftritt und umso mehr neutralisiert wird, je liebevoller und altruistischer wir im Bett sind und je stärker die Nähe zwischen uns im Alltag und im Bett ist.

Das heißt doch, dass die Natur alle Beziehungen aussortiert, in denen Sex ohne Liebe stattfindet. Sie hat sogar einen eigenen chemischen Mechanismus dafür erfunden. Eigentlich genial, oder?

### *Das Herz gibt dem Sex die Liebe zurück*

Der Grad der Offenheit deines Herzens beim Sex bestimmt somit deinen Eindruck von deinem Partner.
Bei allen anderen Menschen, die wir lieben, und selbst bei Haustieren tritt das Problem der Abstoßung so nie auf: Weder Kinder, Freunde, Verwandte, noch Freunde vom anderen Geschlecht, mit denen wir nie Sex haben, lösen je dieses extreme Ablehnungsgefühl und diese nörglerische Unzufriedenheit, dass alles am anderen falsch ist, aus.

Dieses Gefühl kennt aber fast jeder. Sobald man einen Partner hat, mit dem man über die erste Verliebtheitsphase hinaus ist, tritt es auf. Ganz plötzlich ist im Extremfall alles falsch am anderen und unerträglich. Das liegt nicht daran, dass Mann und Frau grundsätzlich inkompatibel wären, wie manche Menschen vermuten, sondern viel mehr an der Chemie, die unser Körper nach einem Orgasmus ausschüttet und umso mehr ausschüttet, je weniger Liebe wir beim Sex empfunden haben!
Je mehr Liebe, desto mehr sehen wir nach wie vor die guten Seiten am Partner, weil der Körper mehr Oxytocin ausschüttet. Dieser Stoff wird immer dann ausgeschüttet, wenn wir Nähe empfinden und den Wunsch, dem anderen liebevoll nährend zu begegnen. Oxytocin hebt die Wirkung von Stresshormonen wie Cortisol und anderen Stoffen auf, die bei einem Orgasmus ohne Liebe entstehen.
Dass Sex mit Liebe besser ist als ohne, das hätten wir auch ohne die Gehirnforscher gewusst. Wenn man sich die aktuellen Singletrends und Trennungsraten betrachtet, erkennt man allerdings, dass wir das trotz besserem Wissen nicht mehr wirklich praktizieren.

Generell gesprochen geht es beim Sex und insbesondere beim Wolke-7-Sex immer wieder darum, die Aufmerksamkeit zurück auf die Liebe zu lenken. Das erlaubt einer völlig neuen Körperchemie unsere Sexualität zu begleiten. Und wann immer wir merken, wir driften ab in eilige, oberflächliche Jagden nach dem nächstbesten Orgasmus, dann hilft am meisten die Überlegung: »Was kann ich in diesem Moment für den anderen tun, damit er sich rundum wohl und geliebt von mir fühlt?« und das dann zu tun. In einem Moment, in dem man eigentlich, gesteuert vom sexuellen Druck, nehmen oder fordern möchte, zu geben, das öffnet das Herz und bringt die gestaute Energie wieder in den Fluss.

»Es gibt einen großen Unterschied zwischen deinen Umarmungen und seinen. Wenn du mich umarmst, fühle ich mich, als würdest du mich um meinetwillen umarmen. Du gibst mir das Gefühl geliebt zu sein und liebenswert. Wenn er mich umarmt, fühle ich mich, als würde er mich um seinetwillen umarmen. Er möchte seine Hände überall an meinem Körper haben, um sich anzuturnen. Julie aus

»Peace between the sheets« von Marnia Robinson.
Wolke-7-Sex ist Sex mit Liebe und bringt mehr Zufriedenheit, mehr Gesundheit. Du wirst stressresistenter, du lächelst öfter, die Beziehung wird harmonischer und stabiler und der Sex selbst fühlt sich facettenreicher und erfüllender an.
Und Sex mit Liebe wirkt sich irgendwann auf das gesamte Leben aus.
Wenn man sich dieses Hineinentspannen in transzendente Feinwahrnehmung erlaubt, erlaubt man sich – das ist eine automatische Nebenwirkung – bald auch in anderen Lebensbereichen **mehr Sein als Leistung**!
Plötzlich nimmt man alle zwischenmenschlichen Kontakte intensiver wahr und ist mit mehr Genuss präsenter im Augenblick – im Bett wie im Alltag mit beispielsweise Freunden, Kollegen und Kindern.

Entspanntes Sein, friedvolles Ruhen in dir selbst und Harmonie in all deinen Beziehungen wünscht

Bärbel Mohr

# Anhang

Ich danke folgenden Autoren für ihre Anregungen und Inspirationen, nach denen wir uns unsere individuelle Variante zusammengebastelt haben.
Wir wünschen allen Lesern, dass dieses Buch ihnen ebenfalls als Inspiration auf ihrem Weg zu dauerhaft erfülltem Sex dienen möge.

*Das Manuskript der Magdalena. Die Alchemie des Horus und die Sexualmagie der Isis* von Tom Kenyon und Judi Sion, Koha-Verlag, 2003.
In diesem Buch geht es um die Herzöffnung beim Sex und um die Kräfte, die energetisch kraftvoller Sex in uns freilegt.

*Sexuelle Liebe auf göttliche Weise* von Barry Long, Neue Erde. Dieses Buch geht ein wenig streng mit den Männern um, aber ist in spirituellen Kreisen sicherlich der Ratgeber Nummer eins für das Wiederbeleben »göttlicher Energien beim Sex« durch anfängliches Nichtbewegen und stattdessen intensives Hinspüren. Barry Long geht stark auf die Energien ein, die bei dieser Art Sex entstehen können. Sein Buch ist ein wichtiger Meilenstein in der Menschheitsgeschichte beim Wiederentdecken der sexuellen Liebe auf göttliche Weise.

*Karezza: The Art of Sensuous Love* von Edward Gomez, White Cloud Press, 2004.

*Karezza-Liebe* von Cesare Alberto Dorelli Stephenson, Stephenson (1961).
Die alten Karezza-Schriften konzentrieren sich ebenfalls sehr stark auf die ungeheuren Kräfte, die entstehen können, wenn wir wieder ins Fühlen, wirkliche Nähe und Erwartungslosigkeit eintauchen können.

*Hallo Tarzan* von Gigi Tomasek und Birgit Engel, Wunderlich. Das ist ein Beziehungsratgeber für Frauen, nicht nur für den Umgang mit Beziehungspartnern, sondern auch in Geschäftsbeziehungen und mit allen Männern überhaupt.

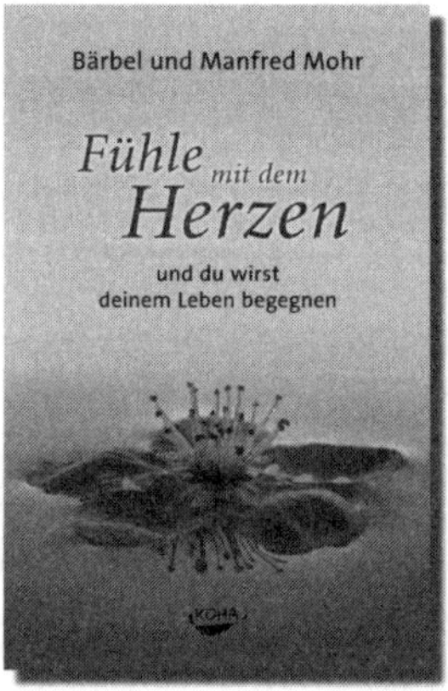


**Bärbel Mohr / Manfred Mohr**
**Fühle mit dem Herzen und du wirst deinem Leben begegnen**

gebunden, 216 Seiten
€ 12,95 / € [A] 13,40 / sFr 23,90
ISBN 978-3-86728-025-9

Vom »Positiven Denken« zum »Positiven Fühlen« Bärbel und Manfred Mohr zeigen, wie es funktioniert. Alles, was wir erleben und erfahren, ist bereits in uns selbst angelegt. Dabei gibt der Verstand die Richtung vor und das Gefühl liefert die Energie, um diesen Weg zu beschreiten. Überzeugen Sie sich vom Fühlen mit dem Herzen und lernen Sie nicht nur, Ihre positiven Gefühle zu stärken, sondern auch negative Emotionen zu transformieren.